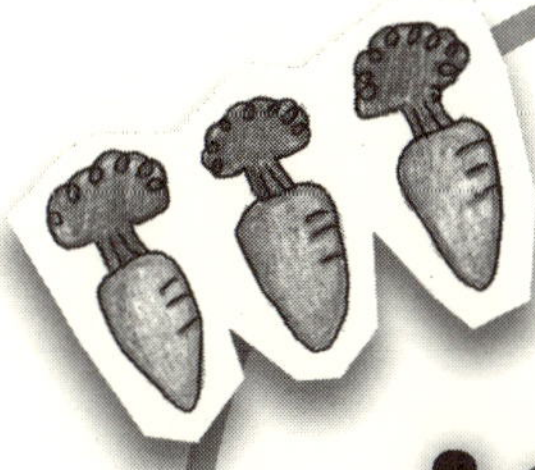

つなぐ・つながる
摂食障害

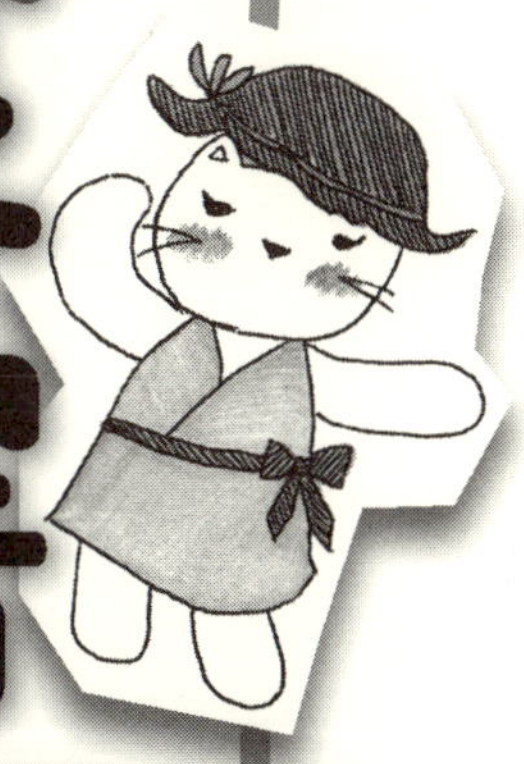

当事者、家族、そしてあなたのために

野村佳絵子＋渡邉直樹 著

法律文化社

はしがき

本書は、摂食障害をキーワードとして、私たちがつながった人たちと共に綴ってきた「つながり」本です。

共著者、渡邉直樹は「食行動異常研究会 part-Ⅱ」という家族会（当事者・親・兄弟姉妹の会）を主催しています。私、野村佳絵子は「かなりあしょっぷ」という当事者の会（自助グループ）を主催しています。2人は、摂食障害の当事者、家族、専門家と多くの時間を共にしてきました。しかし、「食行動異常研究会 part-Ⅱ」と、「かなりあしょっぷ」は、まったく別のグループです。そんな2人が、あるとき、つながることができました。

また、渡邉は精神医学を専門としており、野村は社会学を専門としています。摂食障害を語る（知る・診る）には、医学と社会学、双方の知識や視点が必要であることは、今さら強調することでもありません。ところが、これまで私たちが知る限り、日本では、医者が書いた摂食障害にかんする本、社会学者が書いた摂食障害にかんする本、といったふうに、かなり棲み分けがなされています。少し乱暴ないい方になりますが、医者は社会学者の書いたものを読まず、社会学者は医者の書いたものを批判する、だけになっているともいえます。私たちは、立場が違うからこそ、つながってみました。

そして、ちょっと立ち止まって考えました。「あなたは当事者だからわかる」とか「あなたは家族じゃないからわからない」みたいになっていませんか、と。当事者の会（自助グループ）や家族の会は、「同じ経験をした人が安心して集える場所」「仲間同士が支え合うグループ」です。ただ、「経験者だけ」「仲間だけ」が強調されすぎると、そうでない人たちを排除することにつながります。家族は一番小さな社会、当事者の会や家族の会もまた、少し小さな社会です。つぎには、もう少し大きな社会があります。私たちは、当事者の会や家族の会が、つぎへとつながる緩衝材になればよいなと考えています。「食行動異常研究会 part-Ⅱ」も「かなりあしょっぷ」も、オープンに参加者を受け入れています。

本書の骨子は3点です。

①私（の家族）から私たち（の家族）へ
②プロセスとしての（家族）物語の構築
③他者とのつながり、自然・社会とのつながり

これらを伝えるために、当事者・家族からの一方通行的な訴えでなく、当事者・家族・専門家がそれぞれの立場から意見し、違いがあって当然という前提のもと、対話しながら綴っていきます。文と文とのつながりはもちろんですが、本書を通じて、人と人とがつながっていける作品になるとよいな、と考えています。まだお会いしていないあなたとつながることができたら。個人や家族に還元することなく、よりソーシャルなつながりをもたらすことができたら。

渡邉は、「ちょうどミヒャエル・エンデの物語みたいな」という想いがあります。野村は、「世代から世代へと語り継いでいけるとよいな」と願っています。

著者を代表して

野村　佳絵子

もくじ

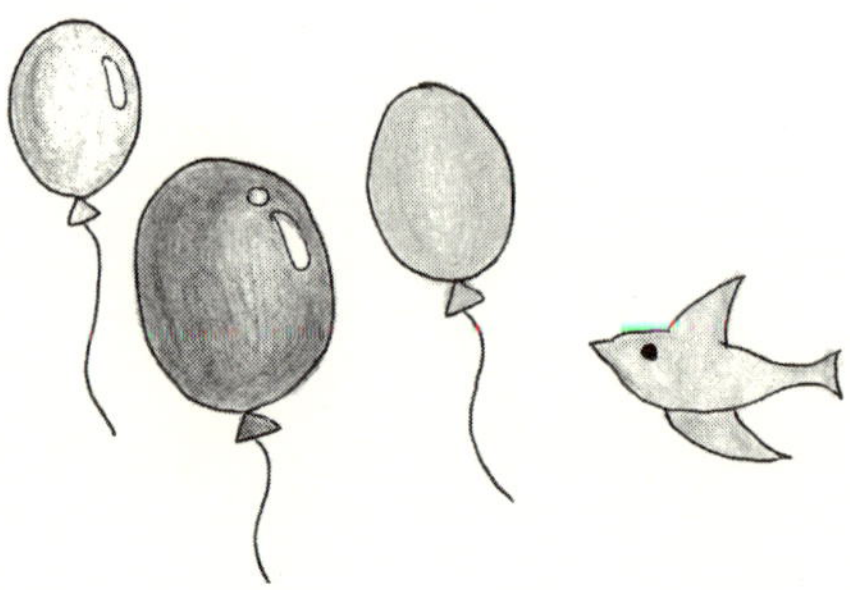

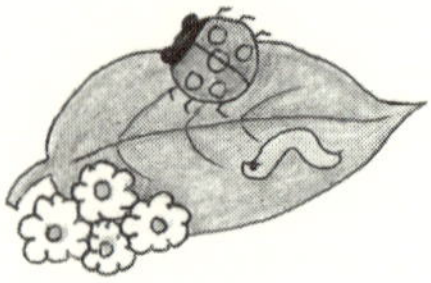

第Ⅲ部　あなたと一緒に考える摂食障害

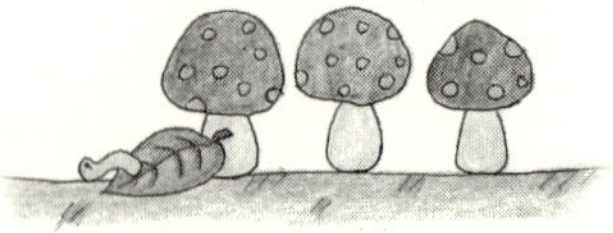

0 イントロダクション

◯摂食障害の理解［医学的視点から］

若い人たち、とくに若い女性たちの多くは「きれいになりたい」、「スタイルがよくなりたい」と思っています。そこでファッション雑誌などに夢中になります。ダイエットの情報をいろいろ探し、実践しようとします。健康食品にも目がありません。これは現代社会に暮らす女性としてはごく普通の現象です。しかし、なかには完全欲の強い女性がいて、朝食はヨーグルトしか食べない、しかも決まった時間でないとダメ、夜寝る前は10分間の体操を欠かさないなど、すべてを強迫的に決めてしまわないと不安になります。このような気持ちになるのは本来ある性格が影響する場合、もうひとつはなんらかの環境要因、たとえば誰かから「最近肥っている」と言われて「もっとやせなければ」と思うようになったり、周囲と比較して「自分はスタイルで劣っている」と思うようになることが影響する場合があります。そして当初はダイエットを徹底して行うようになることから、いつしかそのような行動から抜け出せなくなってしまいます。これがいわゆる拒食症（神経性食思不振症）という状態です。同じ家族環境で両親が同じようにかかわっていても、性格的な違いから兄弟姉妹のうち完全欲の強い性格の方が発症し、まったく反対でのんびりしている方はまず発症しません。また家族、とくに母親のかかわり方や周囲の人たちのかかわり方が変化すると、症状が悪化したり、逆に改善する場合があります。両親が当事者である本人をそのまま受け入れることができたときに多くは改善していきます。さらに、年齢を重ね、自我が成長するに従って自己の外見だけにとらわれなくなり、内面を充実させるようになると、改善していくこともあります。そして、このような拒食症の状態が頑固に長期にわたって続き、体重がどんどん減っていき、生命の危険をもたらすタイプですが、途中から過食に転じて生命の危険はないけれども、過食が毎日のようにくり返されるタイプもあります。後者が過食症（神経性過食症）と呼ばれています。さらにこの双方のタイプは、食べ吐き（過食・嘔吐）を伴うタイプとそれが認められないタイプにわけられます。この双方のタイプを合わせたものが、主に「摂食障害」という病名になります。過食症で嘔吐を伴わないからといって、そのままどんどん体重が増えてしまうわけではなく、下剤や利尿剤を使ったり、あるいは過剰なまでの運動を行ったりするので、体重は正常範囲かそれ以下に保たれます。さらに、押さえが効かずやみくもに食べ続け、かといって「やせる努力」ができずにどんどん体重が増えて、肥満症に至ってしまうという「むちゃ食い性障害」という一群があります。これはアメリカ社会でよくみられる肥満の人たちにみられる現象であり、摂食障害に含まれます。このようなとらえ方に単純にあてはまらず、兄弟姉妹や両親との関係性に大きく影響されて発症する場合や、アルコール依存や薬物依存あるいは発達障害を伴う場合などさまざまな形態がみられます。

このような摂食障害という病態に、知らずしらずのうちになってしまう場合と、家族や友人が気づき、本人（当事者）に伝える場合とがあります。その場合の伝え方が本人に大きな影響を与えます。母親や父親、友人あるいは学校のクラスメイト、担任や養護の先生、あるいは摂食障害の病態や精神療法に理解が乏しい精神科医や心療内科医、それ以外の一般診療科の医師や看護師などから、さらには周囲の人たちの何気ない一言が大きく影響することもあります。本書ではこのような人と人とのかかわり方に焦点をあて、そのかかわり方が発症に大きな影響を与えること、またかかわり方次第で治療にも大きな影響を与えることを説明します。つまりは、かかわり方を工夫することによって、大きな改善を得ることができるのです。別のいい方をすれば、善意かもしれないけれどもある固定化したかかわりを行うことが、どれだけ当事者を苦しめることになるのかということです。しかし、このような考え方はほかの治療法の有効性を否定しているわけではありません。また今後さらに摂食障害の要因を研究していくことが必要です。わたしのこれまでの治療経験から、摂食障害というのは当事者である本人の性格、両親のかかわり方、兄弟姉妹のかかわり方、そして友人や周囲のかかわり方、さらにマスコミやインターネットや書物などからのさまざまな情報による刺激など、多面的な要因がからんで生じている事態ではないかと考えています。

〔渡邉 直樹〕

○摂食障害の理解［社会学的視点から］

上記の医学的な説明に加えて、社会学的な説明をします。その際、私が欠かすことのできないと考えた3名の社会学者たち［浅野　1996；加藤　2004；中村　2011］の議論を紹介することで、理解を深めたいと思います。[*1] 社会学者がインタヴュー調査を行うことによって、私たちは、摂食障害と診断された「患者のケース報告」としてではなく、摂食障害を経験した「当事者の語り」として、これまで排除されてきた患者以外の人たちの声や（診察室を飛び出して）日常生活世界で生きる人たちの声を知ることができます。そして、摂食障害を個人や家族といった個々の問題に還元せず、歴史や文化など社会のしくみに焦点をあて、その原因や解決法をさぐることができます。

浅野［1996］は、フェミニズムの視点から、摂食障害の原因を、マスメディアをはじめとした女性に「やせている身体が美しい」と煽りたてる価値規範に求めます。その価値規範が女性たちを過度のダイエットに駆り立て、そのことによる身体への負担が摂食障害を生みだすと解釈しています。そして、女性にやせることを強制する現代社会のあり方を批判し、社会を改良していく視点の必要性を訴えます。また、インタヴューを行った女性たちの言葉に、「ジェンダーの効果がはっきりと見出され」［浅野　1996：13］たことから、フェミニズムが女性たちに摂食障害から回復できる力を与えると提案します。さらに、摂食障害を個人や家族の病理とみなす医学的な認識自体が、やせていることを女性に強いる社会的な力を隠蔽し、摂食障害の原因を個人や家族に帰属させる、という点を鮮やかに指摘しています。ここから、摂食障害は、きわめて「社会的、かつ政治的な現象」［浅野　1996：197］と考えられ、摂食障害に陥っている状態とは、「その人が自らの状況や自己を定義する権利や力（パワー）を剥奪されている状態」だととらえます［浅野　1996：24］。そこから抜けだすためには、「その個人が自分自身にたいする肯定感や自信をとりもどすこと……、個人が自らの行為のもつ社会的な意味合いを認識する作業が必要」［浅野 1996：201］だと述べます。

しかしながら、フェミニズム的解釈が摂食障害で苦しんでいる人すべてにあてはまるわけではありません。加藤［2004］は、背後にある重層的な社会構造を視野に入れ、それをより深く掘り下げることで、現代社会での女性をめぐる規範（主体性、女性性、身体性にかかわる規範）の矛盾に着目します。女性たちは、建前と現実（「主体的であれ」vs.「主体的であってはならない」、「女性は男性と同じ基準で評価される」vs.「異なる基準で評価される」、「精神として評価される」vs.「身体として評価される」）の二重の意味を担わされた者として両義的な規範を受けとり、どちらの規範に従っても他方からは非難されるという引き裂かれた状態のなかにいます［加藤 2004：iv］。その結果、摂食障害の症状が引き起こされると考えます。

また、摂食障害の経験者たちの言葉には、「家族や親密な異性や友人など情緒的に重要な他者から受け入れられているという感覚がもてなくて不安を表現されている場合が多い」ということから、解決策として、「性別役割分業にもとづいた近代家族」という固定された形の親密圏ではない私的な親密圏、そこで個人が安心して依存できる関係を生きられるような親密圏を確保する必要性を訴えます［加藤 2004：197］。さらに、規範の矛盾にさらされているのは摂食障害の女性だけではなく、現代社会の女性たちが抱える「生き難さ」や「苦しさ」には通底する磁場がある、ということを指摘しています。

中村［2011］は、回復者に限定したインタヴュー調査を行い、それをもとに回復の物語を紡いでいます。そして、「過度な痩せ願望がなくなり、食生活が改善されれば回復する」［中村 2011：253－254］という、きわめてシンプルな結論を導き出します。というのも、回復者たちの語りから、摂食障害からの回復とは、私たちが人生をどう生きるのかといった「壮大なテーマ」と関連しているというよりも、つぎの食事をどれだけ食べるとか体重計に乗るのをやめるといった「日常のミクロな実践の積み重ねや、日々の生活のなかで展開されていく偶然的な出来事」とつながっていることがみえてきたからです。また、浅野や加藤の議論では、摂食障害者は受動的な弱者として位置づけられていましたが、中村は、摂食障害者の主体性を積極的に描き出す「解釈権／解決権」という課題にとりくんでいます。「回復者自身が摂食障害をどのように分析し考察しているかを見ていく」〔中村 2011：225〕ことで、当事者たちが、精神医学や心理学的な摂食障害解釈を消費するだけの存在ではなく、それらを批判し、新しい解釈へと更新していく力をもった存在であることを見出していきます。こうして、「痩せることを通じて自分の価値を証明しようとする摂食障害者の姿」が明らかにされると同時に、「現代社会を覆い尽くすドミナント・ストーリー（中村は「業績主義社会」だという）が、いくつも浮き彫りになった」〔中村 2011：192〕と考察します。

以上のような社会学的研究によって、摂食障害という現象がいかに社会的に構成されてきたのかという社会状況や社会構造をみすえた議論が展開されています。摂食障害を社会との関連でとらえることは、社会の構造的な矛盾を指摘し、それらの矛盾が摂食障害を導く、あるいはそれらの矛盾を脱することで摂食障害から回復するという「一般的な」解釈が可能になります。

では、じっさい今摂食障害で苦しんでいる人たちは、こういった社会の矛盾を知ったところでどうすればよいのでしょうか。上記の3名と同じく、社会学を学ぶ私にできることは何でしょうか。試行錯誤を重ねた結果、私は、社会的相互作用論の基本的な視点である「自己とは何かを考える時、自己と他者との関係で考えようとすること」〔片桐 2005：79〕にたどりつきました。そして、自助グループをつくったり、グループ同士の連携を模索したりしながら、当事者・家族・専門家たちと議論を重ねてきました。そこから、複数の人びとの相互作用から生まれた「つながり」に着目するようになりました。本書ではその一端をお伝えします。

私が「つながり」に着目するようになった背景には、つぎのような摂食障害に対するとらえ方があります。摂食障害とは、診断基準にある拒食や過食・嘔吐といった症状そのもののしんどさに加えて、「人に言えない」しんどさを背負うものであるということです。家族や友人と一緒に食事ができなくなり、秘密を抱え、一人の世界に閉じこもってしまうことが、摂食障害という病をより病たらしめています。そういう意味において、摂食障害とはコミュニケーションの病、すなわち他者との関係性の病であるともいえるでしょう。逆に、他者とのコミュニケーションの糸口をみいだすことができれば、たとえ症状は続いていようとも、摂食障害から回復しつつある（している）ということができます。

このように考えると、摂食障害は単に食べ物の摂取あるいは痩身願望にかかわる問題だけではないことがわかってきます。信頼できる誰かをみつけること、相談できる誰かに出会うことが回復への第一歩であるともいえます。また、専門家や親、友人の言うことをただ素直に聞けば「良い」とも限りません。ときには「いや、違う」と言えることも、基本的な信頼関係を構築するにあたっては欠かせない作業です。この信頼関係は、摂食障害から回復した後にも続く、かけがえのない関係性の始まりであるともいえるでしょう。「回復した」と言う人は、「気づいたら治っていた」「いつのまにか気にならなくなった」と言います。摂食障害からの回復とは、人と人との関係性のなかで、じっくり時間をかけて一歩一歩進んだり後退したりしながら、それぞれの生き方を追求していくプロセスではないでしょうか。私は自助グループやグループ同士の「つながり」活動を通じて、こういったことを学んでいます。

摂食障害を抱える人は、しばしば現代社会の「カナリア」だと喩えられます。昔、カナリアが炭坑夫に酸素の欠乏を知らせたように、摂食障害を抱える人は社会の息苦しさをいち早くキャッチする能力があるといわれています。それほど感性の高い、敏感な存在なのです。敏感であるがゆえに、現代社会においては生きづらさを抱えているともいえます。私たちは、社会のカナリアとまっすぐに向き合い、彼女たちが身体をはって何を訴えようとしているのか、少し立ち止まってゆっくりと考える時間を持つ必要があるでしょう。そうすれば、摂食障害を入り口として、この現代社会のなかで私たち一人ひとりに何ができるのか、何を見直すべきなのか、自ずと明らかになってくるのではないでしょうか。

〔野村佳絵子〕

［註］

＊1　3名とも、当事者へインタヴュー調査を行って、摂食障害を社会学的に分析しています。より深く学びたい方は、浅野［1996］、加藤［2004］、中村［2011］を参照ください。

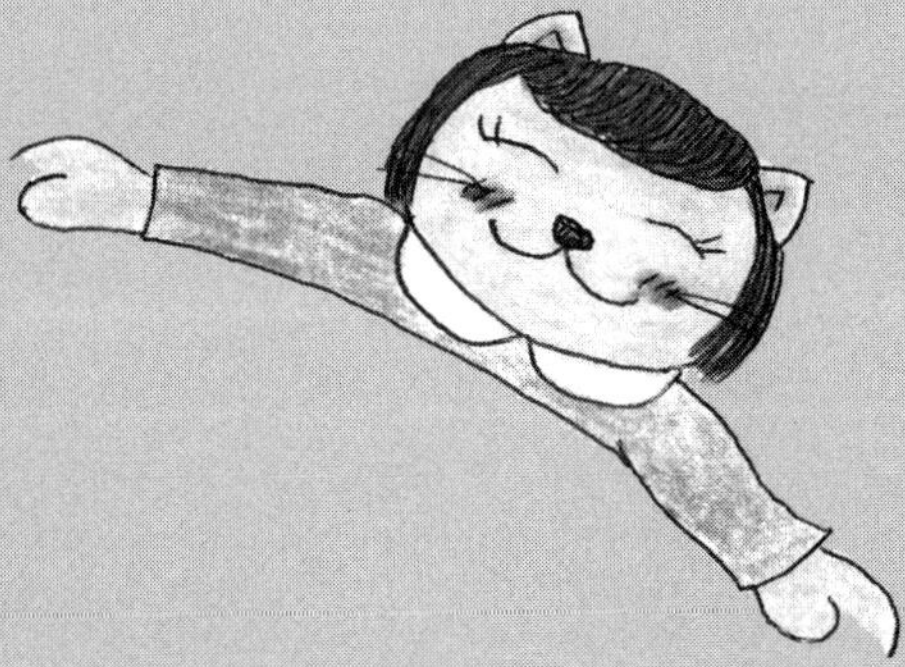

第Ⅰ部

伝えていこう！　私たちからつぎの世代へ

1 摂食障害との出会い〔野村佳絵子の場合〕

○はじめに：メディアからのメッセージ

・「摂食障害治せる　鈴木　フィギア全日本へ」（２００８年12月24日　朝日新聞）

・「摂食障害克服し五輪・鈴木明子」（２０１０年１月27日　ＮＨＫニュースおはよう日本）

ある寒い冬の朝のこと、７時のニュースで「実は鈴木選手、一時重い病に苦しんだ時期があったんです」というスポーツキャスターの声が聞こえ、私は思わずブラウン管を凝視しました。「競技へのプレッシャーから摂食障害となり、……、病気を克服してからは、スケートができるだけで充実しているという鈴木選手、……病を乗り越えつかんだスケートを楽しむこと」。冷静に伝えるキャスターの声と、鈴木選手の謙虚なまなざしに導かれながら、私は、「あぁ、摂食障害が朝の７時のニュースで取りあげられるなんて、日本にもそれが許される土壌ができてきたのかな」と、摂食障害をとりあげるメディアに

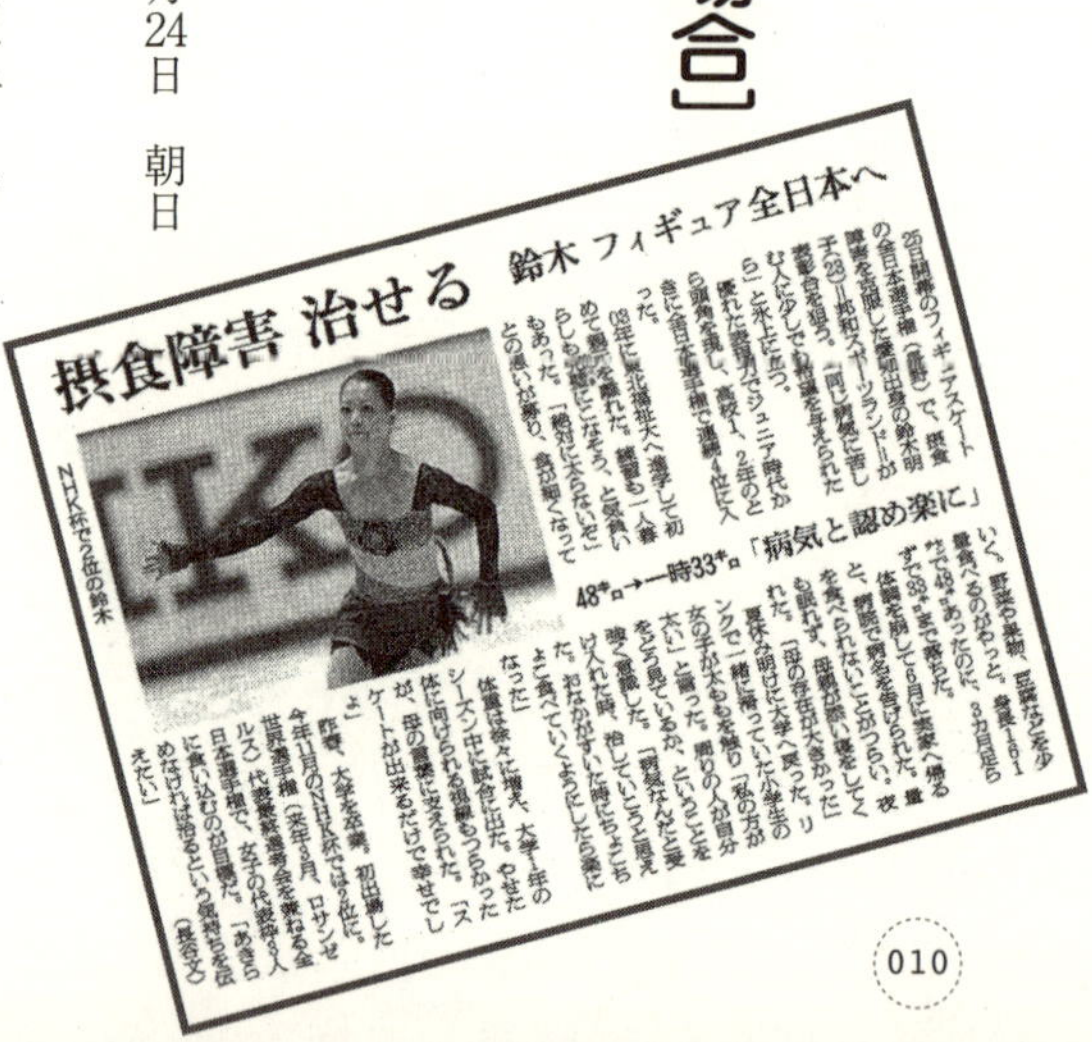

摂食障害 治せる　鈴木 フィギュア全日本へ

25日開幕のフィギュアスケートの全日本選手権（長野）で、摂食障害を克服した愛知出身の鈴木明子(23)＝邦和スポーツランド＝が表彰台を狙う。「同じ病気に苦しむ人に少しでも希望を与えられたら」と氷上に立つ。

優れた表現力でジュニア時代から頭角を現し、高校1、2年のときに全日本選手権で連続4位に入った。

03年に東北福祉大へ進学して初めて親元を離れた。練習も一人暮らしも完璧にこなそう、と気負いもあった。「絶対に太らないぞ」との思いが募り、食が細くなっていく。野菜や果物、豆腐など少量食べるのがやっと。身長161センチで48キロあったのに、3カ月足らずで33キロまで落ちた。

48キロ→一時33キロ「病気と認め楽に」

体調を崩して6月に実家へ帰ると、病院で病名を告げられた。量を食べられないことがつらい。夜も眠れず、母親が添い寝をしてくれた。「母の存在が大きかった」

夏休み明けに大学へ戻った。リンクで一緒に滑っていた小学生の女の子が太ももを触り「私の方が太い」と言った。周りの人が自分をどう見ているか、ということを強く意識した。「病気なんだと受け入れた時、治していこうと思えた。おなかがすいた時にちょこちょこ食べていくようにしたら楽になった」

体重は徐々に増え、大学1年のシーズン中に試合に出た。やせた体に向けられる視線もつらかったが、母の言葉に支えられた。「スケートが出来るだけで幸せでしょ」

昨春、大学を卒業。初出場した今年11月のNHK杯では2位に。世界選手権（来年3月、ロサンゼルス）代表候補選考会を兼ねる全日本選手権で、女子の代表枠3人に食い込むのが目標だ。「あきらめなければ治るという気持ちを伝えたい」（長谷文）

NHK杯で2位の鈴木

対して、初めてある種の希望を感じました。

つまり、これまでは、爽やかな朝に「摂食障害」だと口にすることは、どこかしらタブー視されてきたということ、また、時間帯は何であれ、メディアにおいて摂食障害というものは「オモシロオカシク」とりあげられてきたということです。そういう意味で、鈴木明子さんのカミングアウトは、彼女の個人的な体験を超えて、これからの摂食障害像を大きく変えるかもしれない、と希望を持たせてくれるできごとでした。と同時に、今後彼女が登場するたびに、「摂食障害を克服した鈴木明子さん」とラベリングされてしまわぬよう、メディアは今／これからの彼女を尊重し、彼女の体験を扱う際にはできるだけ慎重になってほしいなと、心配をしたりもしました。

正確な知識と情報を伝えるために、あるいは、予防を謳うために、メディアはわかりやすく便利なツールになり得ます。ただし、メディアほど、いとも簡単に大衆を操作できるツールはほかにはありません。視聴率かせぎのため、摂食障害を「オモシロオカシク」とりあげることに対しては、断固として「No!」を突きつける勇気が必要になってきます。しかし、マジョリティを相手に、当事者自ら声をあげることは、なかなか困難です。なぜなら、その当事者もまた、ある面では、「細い＝美しい」というメディアによって作られた、社会の支配的な価値観にのっかってしまっていることをじゅうぶん自覚しているからです。ここで、メディアリテラシーを問うことに頁を割くことはできませんが、多くの人が一度は考えてみる重要な（危険な）要素が含まれていることを押さえておく必要はあるでしょう。

さて、上記のようなことを思い巡らしたりするのは、私につぎのような背景があるからです。

私と摂食障害とのつきあいは、20年ほどになります。前半10年は私自身の摂食障害とのつきあい、後半10年は他者との摂食障害のつきあい、ということになるでしょうか。

「高校3年生のときの軽いダイエットから始まった（と思っていた）摂食障害」と、口にできるまで私には10年の歳月が必要でした。26歳のときに「過食症・拒食症で悩んでいませんか？」と呼びかけた手書きのチラシを作成し、「かなりあしょっぷ」という自助グループを立ち上げました。そこから、私と「かなりあちゃん」（自助グループに集った人たち）とのつきあいが始まり、いつのまにやら10年あまりが過ぎました。その10年の間には、グループ同士の連携を模索した「日本摂食障害ネットワーク」の活動や学際的・多分野にまたがって摂食障害にアプローチする国内外の研究者仲間[*1]とも積極的にかかわらせていただきました。そして私は、「当事者」、「グループ運営者」、社会学を専門とする「研究者」という3つの立場を表明したうえで、それらのフィールドで摂食障害と向き合ってきました（立場を明確にすることには賛否両論ありますが、私は最初からあえて表明するスタンスをとっています）。

10年分の摂食障害のしんどさは10年かけて消化していくもの、と言えば数字の上ではスカッとしそうですが、実際の私のしんどさは自助グループや研究・活動を始めて、1年とちょっとでどこかへ消えてしまいました。それ以降、「また、あのたまらなさが戻ってきたらどうしよう……」といった恐怖感とも闘うことなく、毎日元気すぎるぐらいピンピンした生活を送らせていただいています。そう考えると、あんがい、摂食障害という奴はその気になればなんとかできるもの、といった側面があるのかもしれません。

しかし、私を周りで見守ってくれていた人たち、支えてくれた人たちは、私がこんなことを公言したら、目くじらを立てて怒るでしょう。それほど私は他者を巻き込み、他者と同化し、他者との距離のとり方に一喜一憂しながら、元気にならせてもらったのです。今でも胸がキュンと絞めつけられそうになるできごとがいくつも脳裏に浮かびます。それでも、やはりそれらは私には必要な出来事だったのでしょう。つまり、摂食障害が人と人との関係性の「病」であるならば、その人と人との間で関係のあり方を見直したり、修正したり、あらたに構築したりすることが、少しずつ、自身を摂食障害から解放していくことにつながっていくのではないか、ということです。そういう意味では、他者と過ごした後半10年の摂食障害は「おもしろかった」ともいえます。前半10年には、さすがにおもしろさはなかったなぁ……。第Ⅰ部では、そんなおもしろさを教えてくれた他者たちの歩みから私が学び得たことを綴っていきます。

当事者であれ、家族であれ、専門家であれ、摂食障害と、24時間、真正面から真剣に向き合い闘うことはとても疲れます。もうじゅうぶん向き合ってきたのだから、もうじゅうぶん闘ってきたのだから、これ以上、何を真剣に考えろというの、と。むしろ、息抜きの仕方を探しましょう、と。だから、のんびり温泉にでも浸かったり、ぼお～っと音楽を楽しんだり、ちょっと空を見上げて深呼吸をしてみたら、ふと肩の力が抜けて、身体がやわらかく感じられるかもしれません。自分でコントロールできると思っていた諸々の事柄を、ふと誰かに委ねてみよう、流れに任せてみようという気持ちになるかもしれません。自然に「ふふふっ」と笑顔がこぼれるような、あの感じです（なかなか「あの感じ」が思い出せない人は、ちょっと無理矢理ですが、口元を「イー」と横に開いて、そのあと「ふふふっ」と言ってみてください）。

この本を読んだあと、みなさんにそんな「ふふふっ」が産まれることを願って、一つひとつの物語を楽しみながら綴っていきたいと思います。

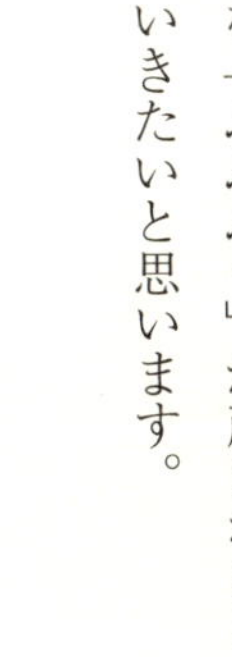

○「かなりあしょっぷ」から学び得たこと

ここで、自助グループ「かなりあしょっぷ」について少し説明をします。

「かなりあしょっぷ」をつくろうと思った理由は2つです。ひとつには、(「かなりあしょっぷ」を始める少し前に)「私は摂食障害です」と口にして、とても楽になったということ、もうひとつは、私以外に、「私も摂食障害です」という人がいたら、どんなに救われただろうと予想したことです。このような思いから、先に述べた手書きのチラシを作成し、「かなりあしょっぷ」を始めたところ、摂食障害を抱えている(いた)人、その家族や友人、医師や心理士などの専門家、学校の先生、摂食障害を研究テーマにしている学生たちが集ってきました。

当初、「かなりあしょっぷ」に集った当事者たちは、20代、女性、症状は「過食・嘔吐」が多かったです。また、私が彼女たちと実際に対面して体感したことは、(1)摂食障害は「見た目」ではわからない、(2)カミングアウトすることの難しさと、それに伴う医療機関への敷居の高さ、(3)摂食障害の当事者は私と類似の研究方法(既存の摂食障害研究に疑問を投げかけ、自ら実験・調査を行い、独自の理論を生み出そうとすること)を用い、自身の摂食障害と向き合う人が多い、ということがあげられました。10年経ち、みな、私と共に、年齢を重ね、症状やライフステージもさまざまに変化し、医療機関や自助グループとのかかわり方も多様になってきました。

また、ほかの障害や依存症など、何かしらの「生きづらさ」を抱えた人たちも「かなりあしょっぷ」

へ集うようになりました。グループをクローズドにしないことへの批判や問題はあるのかもしれませんが、「参加したい」という人たちをこちらから積極的に排除する理由はありません。摂食障害の自助グループや社会的資源はただでさえ少ない現状を鑑みると、参加メンバーの様子を考慮しながらであれば、その存在に積極的な意義をみいだし、グループの選択肢を増やすことは大切だと考え、私は「かなりあしょっぷ」を開いています（「かなりあしょっぷ」は現在、滋賀・京都・大阪・東京の4ヶ所で行っています。「もっと増えるといいですね」と、私は「かなりあリーダー」たちから教えられています）。

そして、今あらためて思うことは、当事者（ここでは摂食障害を抱えた人）はもちろんのこと、当事者以外の人（ここでは摂食障害を抱えていない人）たちとのかかわりが、どれほど「かなりあしょっぷ」を豊かにしてくれているか、ということです。さまざまな立場の人たちとの「つながり」は、摂食障害を特別視せずとも、「かなりあちゃん」たちが、日常生活のなかで他者と共に生きていくことができる証になっています。

さて、「かなりあちゃんたち」と私の回復プロセスはどのようなものであったのでしょうか。私は、拙著［2008］にて、「自助グループの成長プロセスとともに、個人も成長していくものである」という実体験をふまえ、回復のプロセスを3段階で示しました。[*2] グループの成長プロセスとともに、そこに参加している人たちは、じゅうぶん時間をかけて、症状の言い合いや原因追求、人とのつきあい方や今後についての見通しなどを、家族ではない他者との相互作用のなかで模索・選択しながら自己を見出していきます。このプロセスそのものが回復と呼べるのではないか。「プロセスという回復」と呼ぼう。私は、このように結論づけました。

回復の展開を3段階にわけて考える方法は、これまで多くの論者が実証しています。[*3] どの考え方も基本的には類似しており、各段階を直線的に通過していくのではなく、螺旋状に上がったり下がったりしながら、少しずつあゆんでいくという考え方です。拙著［2008］には、「私探し」に夢中だった私、「当事者か否か」ということに敏感な私が、たくさんいました。また、「当事者だった私」の「私探し」につきあってくれた「かなりあちゃんたち」と無我夢中で「遊ぶ」私がいました。

こうして、私は「かなりあしょっぷ」を卒業しましたが、現在も「かなりあしょっぷ」を開き、一羽の「かなりあ」として、そこにいます。ただ、10年前の「かなりあだった私」とは明らかに違い、今は「あらたなステージにいるかなりあ」であることは確かです。しかし、そのステージが、どこへ向かうためのステージなのか、まだよくわかりません。おそらく、本書を綴ること、つまり、多様な「かなりあちゃんたち」の生きざまを伝えさせてもらえる役割を担うことによって、その方向性が見出せるのではないかなと予感しています。

○「日本摂食障害ネットワーク」から学び得たこと

「かなりあしょっぷ」のみならず、全国各地には、たくさんの自助グループがあります。

そのような状況のなかで、グループ同士の連携を模索した「日本摂食障害ネットワーク」は、摂食障害にかかわる人びとのつながりを求めて2001年に設立されました。私は、この活動に積極的にかかわらせてもらい、⑴当事者・家族・専門家のゆるやかな連携、⑵自助グループ同士のゆるやかな連携、

⑶正しい知識と情報の提供、をミッションとして、さまざまな立場の人たちと昼夜問わず、議論する機会を得ました。「かなりあしょっぷ」を飛び出して、ネットワーク活動に従事できたことは、どれほど私を骨太にさせてもらえたか、筆舌に尽くし難い想いがあります。そこには、当事者・家族・専門家という立場を超えた「つながり」がありました。というよりも、そういった枠組みやものの見方にとらわれない「つながり」を構築できることに気づかせてもらいました。

とりわけ、「中間集団」の出現によって、複雑に絡み合ったコミュニケーションの場を構築できたことは、虫の目で摂食障害を見ていた私に、鳥の目で俯瞰する視点を教えてくれました。私が「中間集団」と呼ぶ人たちは、多職種にわたる専門家、研修生、学生、友人など、摂食障害に関心のある／ない、さまざまな立場の人たちです。

「摂食障害フェスティバル」というイヴェント時にTシャツを作り、当日サポートしてもらう中間集団のメンバーに着用してもらいました。「何かにチャレンジしてみたい」と立場にとらわれることなく集ってきた彼らは、とかく二項対立になりがちな専門家と当事者に爽やかな風をもたらしました。Tシャツを介して両者がゆるやかに連携していく姿が見てとれました。さらに、彼らがイキイキと動き発言する姿に触発されて、「私もTシャツを着てみたい」「Tシャツを着たら何かできるかもしれない」と専門家や当事者にも波及していきました。立場の異なる者同士あるいは多職種にまたがる者同士の連携にあたっては、緩衝的な役割を担う中間集団の存在が重要な位置を占めるということを体感させてもらいました。

こうして、10年続いたこの活動は、２０１１年3月をもって活動休止となりました。休止に至るまでにも昼夜問わず、議論を闘わせ、なんとか活動を存続させようと、もがきにもがいたりもしましたが、結果的に、「日本摂食障害ネットワーク」は一定の役割を終えたため次世代へとバトンタッチしようということになりました。いわば「卒業」的要素が強い、前向きな意味での「発展的解消」とでも呼べる理由からの活動休止でした。

しかし、このできごとは、私にとってあまりにも大きな痛みとなりました。「かなりあしょっぷ」はいつなくなってもよいと思っているにもかかわらず、「日本摂食障害ネットワーク」はそれでは許されないと思ってしまっていたのです。おそらく、前者は私が勝手につくったもので、後者は私が受け継いだもの、という側面（意識）が強かったからというのが一因として挙げられます。立ち上げ人がそのまま集団や組織を担い続けるのではなく、2代目、3代目へとそれを引き継いでいける運営方法や取り巻く環境をじゅうぶん検討できぬまま活動休止を迎えてしまった事実に、私の全身が今も「失敗」「反省」という言葉で支配されているようで、うまく整理できずにいます。うまくいったことから得るものは数多ありますが、失敗したことから考えさせられることがこれほど大きいとは、まだまだ私が発展途上であることを自覚させられ、つぎなる課題と向き合わざるを得ない状況に自身を置くことになりました。（ただし、ネットワーク活動にはさまざまな考えをもった人たちが多くかかわっていたため、ここで書いていることとは、その人たちの想いを代弁・代表するものではなく、私が個人的に思いはせていることという点をお断りしておきます。）

どれほどゆるやかな連携であろうとも、ネットワーク化することによって、こぼれ落ちるものがあるという事実にどう対処すればよいのでしょうか。立場の異なる者同士が、互いのアイデンティティとポジショナリティを侵さずに手をつなぐことは可能なのでしょうか。包摂のなかの排除という現実に立ち向かうことと、それを超えた包摂とは何なのかを考えること。今、ネットワークという考え方そのものを脱構築していく必要性を強く感じています。

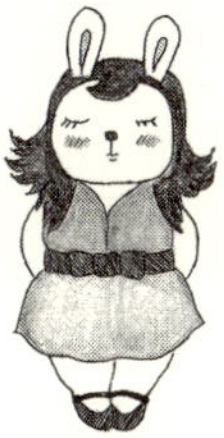

○現在の関心：予防・啓発活動「伝えていこう！　私たちからつぎの世代へ」

上記のような経験から、私の軸足は現在、摂食障害の予防・啓発活動にあります。そこで私が名づけたスローガンは、「伝えていこう！　私たちからつぎの世代へ」です。ここで言う「私たち」とは、同時代を共に生きてきた当事者・家族・専門家という意味です。摂食障害を経験したことで得たものは確かにありました。しかし、余計なお節介かもしれませんが、つぎの時代を担う子どもたちに、私と同じ思いや経験をしてほしくないという願いがあります。そのために、もしも準備因子・誘発因子と呼ばれるものが摂食障害の発症へと向かうのなら、予防へと向かう防御因子をひとつでも多く伝えていきたいと思います。できることなら、「私」だけではなく、「私たち」という複数形で。摂食障害を「自分だけのもの」にするのではなく、「社会関係一般の地平に拓かれたもの」にしたいという想いを込めて。さらには、「誰かに伝え、手渡していくこと」こそが、まさにプロセスという回復のつぎなるステージにあたるだろうと考えているからです。そういった意味で、本書で届ける家族や当事者の声は、つぎの世代へ伝えていくための予防的要素を含んでいます。

それともうひとつ、私が予防・啓発活動に関心を持ったのは、一羽の「かなりあ」から突きつけられた課題でもあるからです。私は、彼女とお互いの人生のページを少しだけ共に歩ませていただいていました。彼女、繊細だったなあ、強かったなあ。はっきり覚えています。彼女は言いました。「社会により摂食障害がつくられ、それを私たちが受けとった」「でも私は、社会のせいにしたくない」「返したくても社会に受けとってもらえない」。なんだかそういう感じさえする」と。なんと冷静沈着な分析でしょう。予防・啓発活動と聞くと、とかく危険を煽るメッセージが主流ですが、これほど経験者の声を活かした予防・啓発メッセージはないのではないかと思わされるほど、私は彼女の言葉に尊さと哀しさを覚えました。

本書のイントロダクションにおいて、私は摂食障害にかんする社会学的な説明をしました。「社会の構造《しくみ》」を知ることは、一人ひとりが現代社会のなかで生きる術を身につけることとも実感しています。しかし、彼女が言うように、「社会に返したくても受け取ってもらえない気がする」とは、私もさまざまな場面で痛感してきたことです。

だからこそ、私は一人ひとりと対話しながら、本書を綴ることで社会に問うていきます。そして、社会からのリアクションを待ちます。天国の彼女はどのように見守っていてくれるでしょうか。

＊留意点①言葉の定義：「当事者」とは？　「自助グループ」とは？
拙著［2008］にて、私は「当事者」を、「摂食障害という宝物で笑いや涙を経験している、本人さんもご家族さんも専門家さんもグループさんも立場を問わず、現在過去未来を問わず、現在進行形で動いているすべての人たち」と定義づけました。この定義に、今も迷いはないのですが、

「なかなかわかりづらい」という声もありますので、本書では、あえて、摂食障害を抱えている／いた人を「当事者」と言い、家族や専門家とは区別して用います。ただし、「かなりあ（ちゃん）」と言うときは、直接間接を問わず、摂食障害を経験している／きた人を指します。また、自助グループにはさまざまなタイプがありますが、本書で用いる「自助グループ」は「当事者の会」と同義語として用い、家族会や専門家主導の会とは区別しています。

＊留意点②日常生活世界を描く

先にも述べたように、私の専門は社会学であり、自助グループをフィールドとしています。本書に登場する人たちは、自助グループ以外にも、病院やカウンセリングへ通ったりしていますが、私がメインに描く世界は、日常生活世界で生きる「かなりあちゃん」たちの姿です。診察室での患者さんの姿や、医療や心理とのつながりについても、もちろん軽視するわけではありません（むしろ、患者にとっては「絶対的な存在」と言っても過言ではありません）が、第Ⅱ部で詳細に述べられるため、第Ⅰ部では最小限の記述に限定しています。

［註］

＊1　とりわけ、国内では、予防的介入プログラムを開発した臨床心理士三井知代［２００７］、一般女性と摂食障害女性を多面的に比較検討した心理学者前川浩子［２００７］、還元主義を批判的に検討し現象主義を打ち出した文化人類学者磯野真穂［２０１０］、また当事者による解決権という回復論を提示した社会学者中村英代［２０１１］らから、大いに示唆を得ています。また、海外とのつながりとしては、臨床家のJudy Banker（米国）、活動家のSusan

Ringwood（英国）、研究者のSusan Paxton（オーストラリア）らがあげられます。

＊2　詳細は、野村［2008］を参照ください。

＊3　たとえば、「つながりを取り戻す」本の著者J・ハーマンであれば、第1段階は安全の確立（次にどんな危険が来るかわからない状態から信頼してよい安全感へ）、第2段階は想起と服喪追悼（解離された外傷から認知された記憶へ）、第3段階は通常生活との再結合（スティグマを帯びて孤立している状態から社会的結合が取り戻された状態へ）であり、「先にあった問題は一つ高い統合性の水準において回帰する」［Herman　1992＝1999］と述べています。

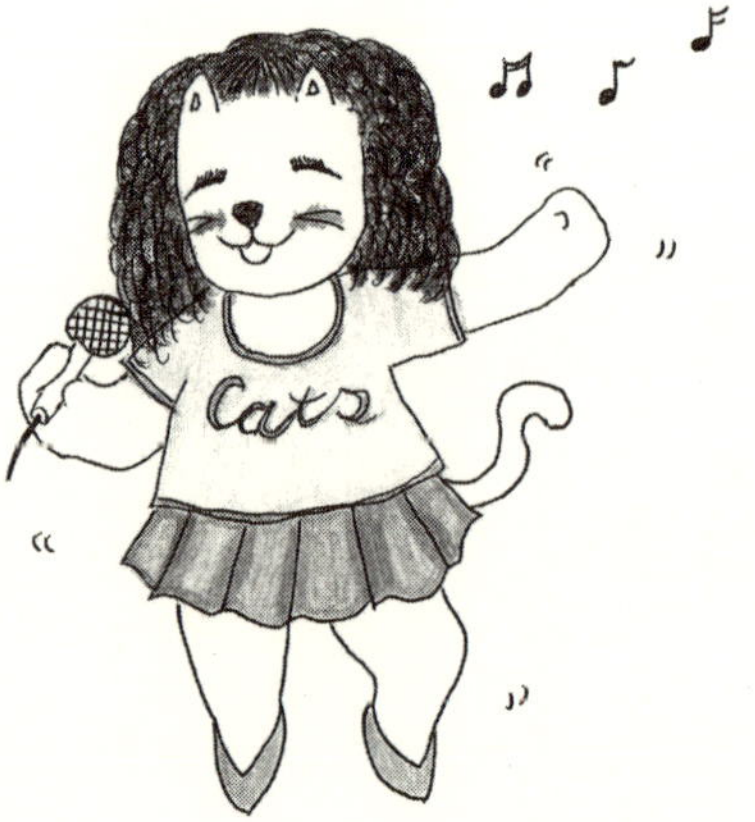

② 親の声

芸能人や有名人の生き様が、私たちのモデルになることはしばしばあります。第**1**章で述べた、フィギアスケートの鈴木明子さんの存在は、摂食障害の娘を持つ母親たちに大きな勇気と希望を与えています。

テレビを見ていると、フィギアスケートの鈴木明子さんが、「摂食障害をのりこえて……」と何度もアナウンスされて、「摂食障害」という言葉も市民権を得たなあと思います。もっともっと新聞やテレビでとりあげてもらえたら、うちの娘のつらさも世間の人に伝わるのではないかと思います。（50代の母親）

鈴木明子さん、摂食障害だったんですよね。どんなきっかけで、あんなにイキイキできるのでしょうか。お母さんは、どう接しておられたのでしょうか。オリンピックなんて計り知れない重圧で、大丈夫なんでしょうか。私が心配するのもおかしいですけど……。（40代の母親）

鈴木明子さんのニュースが母親たちに支持される理由のひとつは、先の新聞記事にもあるように「母

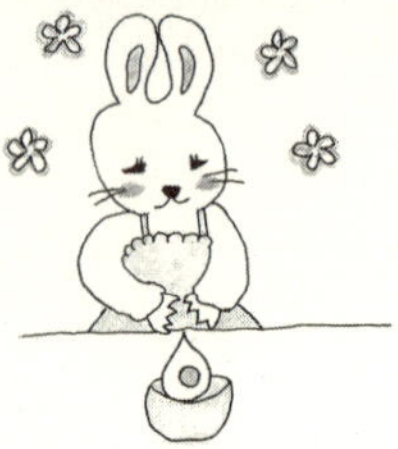

の存在が大きかった」「母の言葉に支えられた」という点にもあります。摂食障害に限らず、子どもが病気になったり、障害を抱えていたりすると、周囲の人たち（あるいは家族であっても）は、決まって「母原病」「母親の愛情不足」などを持ち出し、原因の矛先を母親に向けます。そう言われた母親の方も、決まって「私があの時、○○したからだ」「私の○○の部分がいけないんだ」というふうに、過去をさかのぼり、心あたりを探しあて、自分を責めます。摂食障害が女性に多く、とりわけ「母娘関係」が強調される原因追求のプロセスでは、この傾向は顕著すぎるほどです。しかしながら、あまりにも理不尽に原因追求の俎上に乗せられてきた母親に対して、近年では、「原因を追求するよりも、回復に有効な方策を模索しよう」と、専門家からもエールを送られることが多くなりました。また、「当事者が親を責め続けて、親子関係がより悪化するのではないか」といった懸念も指摘されています。

家族や親子に焦点をあてた研究・活動は、国内外を問わず、これまで数多の蓄積があります。いずれも、子どもの病気・障害をどのように受け入れ、親がどのように変化していくのかといった点に着目したものです。本章も、その問題意識を共有するところからスタートしましょう。

これまで私には、自助グループや家族会をはじめ、さまざまな場面でいくつもの家族とご一緒させていただく機会がありました。どの場面においても、家族は、同じ立場の家族をみつけて、「あぁ、うちと一緒だ」と安心したり、「うちの方がまだマシ」あるいは「うちの方がもっとヒドイ」と比較・相対化しながら、それぞれの家族物語を紐解いていく作業をされていきました。本章では、私と継続的につきあいのある、摂食障害の娘を抱えた3名の親御さんたちの声を紹介します（なお、掲載にあたっては、それぞれ許可を得ています）。

○お母さんの声

まずは、私がずっと大切にしてきた、お母さんの声から紹介します。

娘が亡くなって半年ぐらいたったときに、ある方から「なんでわからへんかったん?」「なんで気づかへんかったん?」と聞かれたことがあります。この質問は、親にとって、とっても厳しいものだったんです。でも、もっともです。ほんとに、なんで私が気づかへんかったんやろ。そのことを振り返ることで、早期発見・早期治療につながることができるんちゃうか、少しでも予防につながるのではないか、と思い直してるんです。

私には、「お母さん」と呼ぶ一羽の「かなりあ」のお母さんがいます。私に予防・啓発活動という課題を与えてくれた、第**1**章の最後に登場した「かなりあ」のお母さんです。彼女の死後、お母さんとお話する機会がしばしばあり、お母さんは、お会いするたび、たいへんイキイキと、とてもキレイになっていかれています。そのことを伝えると、「欲がなくなったからやろうね」と、笑っておっしゃいます。もちろん、私にお母さんの気持ちの何がわかるわけでもなく、ただ、いつのころからか、私たちは自らの経験を、「予防」という観点からとらえてみようという点で一致することになりました。お母さんは、娘さんがフィギアスケートをされていたこともあって、先に述べた鈴木明子さんの話にも共感を示してくださいました。また、私が摂食障害について講義する際には、学生の前で、経験者として話してくださることもありました。

私は拒食症というひじょうに困難な病気を目のあたりにしてきた一人の母親です。娘はもう亡くなっていますが、生きていたら、きっと、こういった予防について活動したいだろうなって思いますので、今日は娘の代わりとしてここ（講義）に寄せてもらいました。

このように、お母さんが大勢の人の前で話せるようになるまでには、7年の月日を要しました。その間、どれほどの想いを胸に秘めて、毎日を送られていたことでしょう。ひとつには、グラジオラスやヒマワリなど、娘さんが大好きだった花をたくさん咲かせたり、カボチャやマクワウリなどをつくったりして、自然のなかで生活されていたことがあげられます。「自然から力を得た」というお母さんの言葉は、それを発する表情や肌つやにもしっかりと表れています。そして、娘さんの洋服やアルバムを整理しながら、さまざまなことをみつめ返す段階を経て、そのなかのいくつかの話を、私（たち）に静かに語ってくださいました。

拒食症ってなんやろう。食を拒むとはどういうことだろう。当時、私は、思春期の娘さんが太るのが嫌で食べ物を拒む、ぐらいの知識でした。まさか、娘が死に至る病だとは夢にも思っていませんでした。ただ、なんとなく、娘が実際にその病に陥って死に至ったということは、ほんとにびっくりしています。

おそらく、お母さんは反省と謝罪の気持ちでいっぱいになりながら、過去に思いをはせ、子育ての歴史を振り返られたことでしょう。また、歴史を振り返れば振り返るほど、「私の育て方が悪かったのかしら」「あのとき、私が○○したのが原因かもしれない」と、ご自身を責められたことでしょう。さらには、「親バカかもしれないけれど、ほかの誰よりも、私が娘を一番理解している。だって、私はずっとこの子を見てきたのだから」という誇り（確信）もまた、母親であるがゆえに抱かれた思いでしょう。

家族と一緒に食事をしたときに、食べる量もわかるだろうし、当然、拒食ということから、食べ物が口に入らないだろうし、体も衰弱するだろうし、おそらく活動が少なくなったり、顔色が悪くなったり、とにかく伏せるというか、病弱というか、たぶん、そういうイメージを持っていたんだと思うんです。だから、自分の娘が食べ物を口にしなかったり、体力的にどこか横になっていたりしたら、どこか悪いとわかると思うんです。ところが、この病気はそれらのことをまったく裏切ります。そこのところが、私はまったく知識がなかったために、ほんとに娘に申し訳ないことをしたと思っています。

また、「病が人を支配してしまう」という摂食障害の怖さについても、つぎのように教えてくださいました。

娘が、主人と私に、さかんに「自分がスケートをすべるから見てくれ」と言ったので、見に行きました。ところが、自分の娘ながらびっくりしたのは、フリルのドレスにジャケットを着た娘があまりにもキュートやったんです。というのは、実にきれい、素晴らしいぐらいきれい。これが拒食症の怖いとこやと気づきました。動きがひじょうに活動的というか、激しいというか、そこがまた拒食症の怖いところです。ふつう、栄養状態が悪いとか、食べ物が口に入ってないとかやったら、動きっていうのがないっていうふうに、私は思ってしまうんですが、そのあまりにも激しい活動、あまりにもうまくすべるのを見て、逆に少しスリムなぐらいが好ましいっていうふうにさえ思いました。

家族でヘルスセンターに行ったときのことです。そのときも、お寿司を一緒に食べたんですけど、一人前、ちゃんと食べてます。食べた後、一緒にお風呂に入りました。服を着てたらわからないけど、「あれ、ずいぶんやせたなぁ」と。ただ、私たちやったら、やせてきたら、「あれ、どこか悪いんちゃうかな?」と思うと思うんですが、娘は背筋をピーンと伸ばして、誇らしげにお湯をかけていたことを今でもはっきり覚えています。それが私は「なんでかな?」と。まあ、それまで、「大学に入って充実感がない」とか言ってたので、フィギアスケート部に入って、「充実感があるのかな」っていうふうにも思ってたんですけど、まさか、高揚してたとは、まったく思いも寄りませんでした。

こうして、お母さんは、「早期発見・早期治療」と「周囲のサポートの必要性」、「私たち家族が逸したチャンスを逃さないでください」と訴えます。

そして、自然のなかで生活することのほかに、もうひとつ、お母さんが大切にされていることを教えてくださいました。たまに家族会へ参加して「ゆとりをもらっている」ということです。家族会では、同じ経験をしている親たちが、互いに交流して、互いの琴線にふれるような関係をつくっていくことができます。お母さんは、周囲が見えてきて、周囲の声を聞くことができるようになりました。さまざまな知識を得たり、気づきをもらったりしました。あるときは共感を覚え、あるときは反面教師的な人を知ったりしながら、「ちょっと楽になる」「息を抜く」ことを覚えました。家族会は、お母さんの「休息の場」になっています。だからでしょうか。お母さんは、それまで秘めていた、つぎのような想いを力強く発してくださるようになりました。

私は「娘が病気かな」と思いながら、早く治療にかかれなかったのは、怖かったんです。正直に言います。怖かったっていうのは、この病気はどういう病気かわからない。なんとなく、母親が自分の育て方に問題があったんじゃないかっていうのが、どこかであったんだと思います。それが確かではないんですが、そんな育て方したのかな。そういう迷いというか、戸惑いというか、そういうのが医療機関にかかるのを遅らした原因のひとつだと思います。だから、もしそういうお母さんがいらっしゃったら、そういう思いはなさらないようにって。

ひとりの女性としての自立。妻として、母親として、つねに誰かの世話をし続け、自身を見つめ返すことなど考えもしなかったひとりの女性が、今、あらたな旅立ちを迎えています。誰かのためではなく、自分のために、ゆっくりと時間を使うことを誓います。それが「摂食障害を受け入れることではないか」とお母さんは言います。母親自身が休息・自立することは、反省や謝罪をすることよりも、はるかに時間とエネルギーを要することかもしれません。手や口を出さずに、ただじっと見守ることは、もしかすると我慢、我慢の連続かもしれません。こうして、お母さんは、家族や社会のなかでの自分の位置づけや役割を、何度も見直しながら、娘さんとの物語をこれからも紡いでいきます。母親業は延々続いていくのです。

誰の娘さんも、この病気で死んだらあかん。

お母さんの想いを、同時代を生きる人たち、つぎの時代を生きる人たちへしっかりと伝えていく必要性を感じると共に、私は「これからも一緒に歩ませてください」と伝えています。お母さんは、そのメッセージを「何でも協力させてくださいね」と、なんとも清らかな澄んだ目をして受け止めてくださっています。

○ママの声

つぎに、家族会を牽引している家族会のリーダーの声をお届けします。先のお母さんも参加されていたように、家族会とは、同じ経験をしている家族同士が交流をして、互いにエンパワメントし合える場です。ここで紹介する2名は、長年家族会にたずさわっており、数多くの家族や当事者の声を聞いてこられた人たちです。もちろん、最初は「いち母親」「いち父親」として、自身の娘の症状を一刻も早く何とかしたくて、藁をもすがる思いで家族会へ駆け込み、医療機関、福祉施設など、あちこち奔走されていました。娘さんと共に、たくさんの葛藤やどうしようもなさを経験しながら、自身や家族をみつめ返す段階から、年月を経て、今では、ほかの家族や当事者から頼られる存在(2名にとっては、自分が学び得たものをつぎの人たちへお返しする段階とでもいうのでしょうか)へと変化していきました。ここでは、そんなふうに試行錯誤しながら、家族物語を紡ぐ作業を一通り終え、あらたなステージを踏み出していらっしゃる親の声を届けします。私は「ママ」「パパ」と呼ばせてもらっています。

摂食障害の家族会は、娘（の症状）に身も心も振り回された母親たちが、疲弊と困憊を全身に抱え、にっちもさっちもいかなくなって集って来る会といっても過言ではありません。このママも、そんな母親のひとりでした。あっちの家族会に足を運んだ翌日には、こっちの家族会に足を運び、「摂食障害の〇〇」と書いた講演会という講演会に参加し、「娘に役立つ情報が少しでも得られるのであれば、お金も時間も体力も惜しまない」と、日本中を飛び回っていました。飛び回る回数が増えれば増えるほど、ママと同じように、悩み苦しんでいる多くの母親たちと交流する機会も多くなりました。

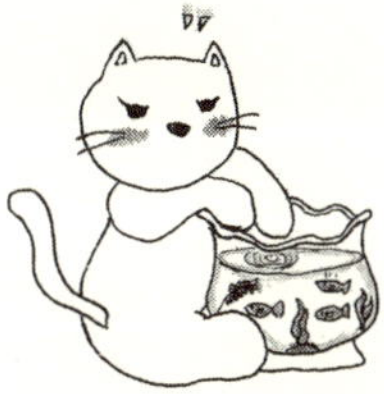

お母さんたちはね、どんなえらい専門家の先生の言葉よりも、一人の（当事者の）女の子の言葉が「グッとくるの」って言うの。だから、（親と子の）交流会をすると、しゃべりやまないの。もう、親も子も、ものすごくしゃべりたいの。私たち親にはね、社交辞令なんて通用しないぞっていう部分があるから。もちろん、けんかをするっていうのではないけど、思いっきり言いたいことを言うのよ。本人さんたちとしゃべったりしてると、そういう社交辞令なんて通用しないしね。

こうして、ママをとりまくネットワークが広がっていきます。やがて、ママが意図せずとも、ほかの母親や当事者たちから頼られる存在にもなっていきました。それには、つぎのようなママのパーソリティ、つまり、一人ひとりに対して、その場その場に応じて、きめ細やかに対処する傾聴の姿勢が、大いに影響しているのでしょう。

もう、しょっちゅう、お母さんたちから電話がかかってくるのよ。時間もおかまいなしに、うちにやってくるのよ。私が仕事から帰ったらね、家の前でお母さんたちも待ってるのよ。だから、「(家のなかへ)入りなさい」ってなるでしょ。11時、12時までいるのよ。それで帰るときにね、「ちょっと楽になったわ」って言ってくれればそれでいいのよ。本人さんたちも、夜中だろうが、仕事中だろうが、関係ないの。その日その日を乗り切るだけ。そういう気持ちを経験した者は、やっぱりわかるしね。そういう気持ちを考えたときに、やっぱりキレイごとは言ってられないから。私はカウンセラーでも何でもないし、ふつうのおばちゃんとして、話を聞いてあげてるだけだから。それは私も聞いてほしいし、私自身の自分確認にもつながるんです。私もそんな時間を必要としていたから、決して無理をしていなかった。けっきょく、そんな時間、相手に私も支えられていたということでしょうね。

これが、「ふつうのおばちゃん」がリーダーとなって、互いに支え合う家族会ならではサポートの仕方です。とはいえ、こんなふうに家まで押しかけられて、夜遅くまで居座られて、誰もが「ふつうのおばちゃん」でいられるわけではありません。専門家に勝るとも劣らない知識・経験を持ちながらも、「いち母親」であり続けること、それこそが家族会のリーダーでしょう。さらには、「家族会よりも、家で一対一になると、もひとつ本音が出るのよ」とも教えてくださいました。ママは、このように頼られることに対して、「ありがたいなって思う」とのことです。そして、つぎのように「医療の専門家」と「親(しろうと)」との線引きを大切にされています。

今まで、いろんな家族を見たときにね、私にはあれが足りない、これが足りないって見えたけどね。けっきょく私は、ただの「おっ母さん」だから、一人の困っているお母さんに共感はしてあげても、私は医療者じゃないから、いろいろわかったようなことは言ってはいけないなって。もちろん、体重20キロ代だったら、「危ない」っていう知識はなんとなく持っちゃったけど、私は医療者じゃないから言っちゃいけないかなって思ってる。

家族会は、決して医療を否定するものではありません。無難な話ではなく本音が話せる場、誰かにレクチャーをしたり受けたりするのではなく言いたいことを言える場、娘やほかの母親と、ときにはぶつかり合いながらも自分たちがやってきたことや経験してきたことをどんどん話す場なのです。そして、段階を経るにしたがって、母親たちの避難所になったり、休息の場になったり、学びの場になったりしていくのです。「何がいい悪いじゃなくて、それはもう自然に」とママは言います。

やっぱり医療者の方たちって、客観的に治療する。だから、共感の時間をとれない。やっぱり家族としてはね、理論的なことは知っておいた方がいいなとは思うけど、何かが足りないなって。お母さんたちでしゃべったら、10人いたら10人の対応の仕方が違うんだけど、やっぱり私には近いというか……。もちろん、専門家の先生の知識も必要だから、情報は仕入れなきゃいけないの。そのためにもつながっていないといけないの。つながってないとね。そういう情報すら入ってこないでしょ。

ママの歴史を振り返ると、病院探しに明け暮れたり、やっとたどり着いた所で心ない言葉を浴びせられたり、「これは効くから」と言われて高額の商品に手を出しかけたり、そのほかにも口にすること自体はばかる経験から、医療や専門家に対する不信感がないわけではありません。しかし、先にも述べたように、家族会は医療のみならず、何かを否定するために設けられている場ではありません。「家族が家族を支えるっていうのが私のポリシー」だと明言するママ。できるだけの情報を収集し、それを取捨選択していく力をも養う場になっているようです。

ずっと家族会で生きていくっていうときもあったわね。娘を、回復か、そうじゃないかっていう眼で見てたときは、私は家族会に浸かってないとダメやって思ってたし、私は家族会に浸かっていくと思ってた。そのときはね、自分が自分の娘をみつめすぎてた。みつめていないといけないっていう自分がいてて、「もういいから」って娘は言うのに、私はそれに気づかなくて。今はね、(娘のことを)まったく知らなくっていい。ぜんぜん知りたくないっていうと嘘になるけど、あの子の生き方は知らなくていい。してほしいことと、言ってくれたことはわかる。してほしいことはする。それ以外は、しなくていいのよ。

こうして、どっぷり家族会に浸かっていた段階から、あらたな段階へと歩を進めたママ。今、家族会での学びをつぎのように捉えています。

結局、私は家族会に長くいたけど、あの子に教えたことなんてひとつもない。何にもあの子にしたことはない。家族会って、誰のための家族会かといえば、自分のため。娘のためって思って通いはじめたのは最初だけで、けっきょくは自分のため。自分がしんどくって足を運ぶっていうのもほんとだし、親が変われば子も変わるっていうのもほんとにあるし、どれもこれもあるのよ。

そして、ママが当事者たちと対話を経たうえで見出した「生きづらさ」について語ってくださいました。それを語るママの顔は、「生きづらさ」を経験したことで、まるで「生きやすさ」を悟ったような爽快感に満ちあふれた表情でした。

生きづらさってね。今のご時世、みんなあるんだけど、今までかかわった摂食(障害)の彼女たちをみて、ふつうの人たちがのほほんと生きている、あっけらかんと生きてる、そうしていればいいところを、それ以上の生きづらさを抱えてるなって、私、思うのね。回復してる、してないにかかわらず。私たちおばちゃん世代は、もうめんどくさい、めんどくさいって、すぐに放り投げたじゃないですか。そりゃ、そうじゃない人もいますよ。でも、私なんか、もうめんどくさい、めんどくさいって。いちいち何小さいこと言ってんのよって感じだけど。でも、あ、これがうちの娘の個性だなって思ったりするようになったわ。

そして、茶目っ気たっぷりに、こんな言葉で締めくくってくださいました。

私はお母さん以上でもないし、なんでもない。お母さんは、ただ家族会のお母さん。家に戻ったって、主婦だし、あと、職場でしょ。あとは何にもない。専門家の話を聞いたって、やっぱりお母さんだもん。ぶれない母、肝っ玉母さんになろうって、よく言われますが、私はやっぱり母親って、揺れても、心配してもいいと思います。揺れて、悩んでこそ、また自分が調整でき、だんだんと、そんなモヤモヤな思いも減っていき、

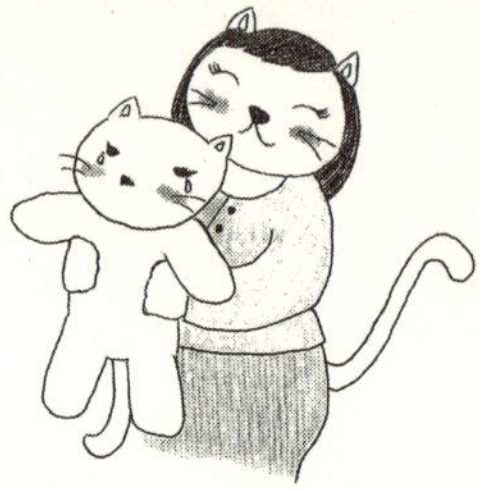

不思議とシャキッと戻れるようになっていくんですね。「お母さん、いいぞ～」って娘に思われる、そんな私自身のこれからの生き方をしていきたいですね。家族会に、もう少し浸かりながら……。

ママと交わしたたくさんの「摂食（障害）話」は、いつのまにか、「ママって、摂食障害の娘を抱えたお母さんですよね？」と、私が聞き返さなければ忘れてしまうぐらい、ママ自身の深く長い歴史から生み出された話でした。私にはそれがとてもありがたく、揺れて、悩んで、これこそ、肝っ玉母さんだと頭が下がります。

○パパの声

つぎは、パパの声です。といっても、父親を家族会で見かけることじたい、そう容易なことではありません。近年は、以前と比べれば、父親の参加も増えてきたと言えるのかもしれませんが、まだまだ父親の参加する（できる）家族会は少ないようです。それほど家族会とは、父親にとって遠い存在（おそらく存在すら知らない人が多いでしょう）であり、その場に足を運ぶためには相当の勇気と根性が必要とされる場のようです。裏を返せば、日本社会における子育ては、母親ひとりが一手に担ってきたという証拠であり、また、そうせざるを得なかった社会・経済事情があったとも言えます。このことについて、パパは、つぎのように考えています。

お父さんたちは、まじめだからいけないんですね。プライドの高い人が多いので。だから、家族会ではなかなか難しいですね。競い合いになることはないですけれど、そのあと、酒を飲みながらっていうのもなりませんね。それが家族会の限界かな。だから、お母さんも孤立するんじゃないかな。まあ、でも、酒飲みに行く時間があったら、自分の娘さんと接してほしいなっていう感じです。

このように分析するパパですが、当初から娘の摂食障害に理解があったわけではありません。

親として、家族としての覚悟、「子どもをサポートしてあげるのは親しかないんだよ」という覚悟がものすごく大事なんじゃないかなと感じています。私はアルコールがひじょうに好きで、飲んでいろんなことをしてきたのです。原因がないわけではなく、必ずあるのです。でも、本気になって子どものことを考え、女房のことを考え、これでは女房もたいへんだろうと、仕事を辞めて、夫婦で意見の一致をみて、女房を後ろから支えていくことによって、子どもが回復に向かってきました。本気になって、覚悟を持って、一家団欒で話ができるようになれば、この病気は必ず治ると私は思っています。

このように、パパは、自身の生き方を見つめ直したうえで、「本気」になって「親としての覚悟」を決めたそうです。当然、一家の大黒柱である父親が「仕事を辞める」ということは、私たちの想像をはるかに超えた代償（とパパは思っていませんが）を負っただろうことは言うまでもありません。だからこそ、家族会にも熱が入ります。

間違いなく、私は子どもを摂食障害にしようと育てたわけではないんです。摂食障害は、娘が生きてきた証のなかで、出てきたひとつの病気ではないかと思います。（だから）病状だけを捉えてうんぬん、過食でどうのこうのと、その病状だけを治すのはたいへんなエネルギーがいるんです。今なっている病状を改善すると同時に、本人の心の改善を図ること。親とか家族は、本人たちの自立に向けて、覚悟を持ったサポートを自分たちがしていかないといけないんじゃないか、というところに私たちの家族会は重点を置いています。成長すべきは自分なんです。子どもではない。もちろん、子どもも成長しなければいけないんですが。自分が確実に成長しなければ、子の成長はありえないなという気がしております。

このように、自身を叱咤激励しながら、ほかの家族にも言わねばならないと思ったことを、その都度言い続けているパパ。これまでたくさんのご家族と接して信頼関係を構築してきました。ほかの親御さんや当事者から相談を受ける立場にもなっていきました。「夜中の1時2時にも電話はありますよ。ははは。出ます。出ます」と笑いながらおっしゃいます。では、いわゆる「母娘関係」をどのように捉えていらっしゃるのでしょうか。

お母さんたちをみてると、本来は、親自身が解決しなきゃいけない問題なのに、子どもに解決させようとする。母ちゃんと父ちゃんが、何かで悩んでいると、娘は何かしてあげなきゃいけないなっていう気持ちになるみたいですね。とくに、お母さんを何とかしてあげなきゃいけないって。お母さんたちは、「過保護だった」って言うけど、「過干渉」だと思うんですよね。本人は「お父さん、お母さん、好きなことやってよ」って言いますけど、それってそのままは受けとりません。やっぱり「いい子」やってるっていうふうに受け止めます。だから、「親に面倒かけろよ」って言いたくなる。子どもなんだから、親に迷惑かけてあたりまえ、心配かけなきゃいかんよって。ただし、めいっぱいの心配じゃなくって、そこそこの心配で。子どもは「(過食費や治療費のために)お金がかかるから」とか言うけど、どこまで親に対して親切なんだって。「ただし、お父さん、お母さんが何歳になるまでだよ」と。いずれ、あなたがみなきゃいけないんだから、それまではいいじゃないのって。親のスネはかじれるだけかじれよって。

こんなふうにパパは、豪快さとユーモアさをほどよくミックスしながら、理路整然と筋道を立てて、昼夜を問わず、悩める家族の相談に応じていきます。そして、「頼られるっていうのはうれしいですね。悪くないじゃないですか」と、自身の睡眠を削ることをも笑い飛ばしながら、つぎのように言います。「要するに、親も子も、今(この瞬間が大事)じゃないですか」と、家族会のリーダーであるからこそ発揮できる即効性を強調します。

ただ、心配にはなりますね。摂食(障害)の子たちは、世間っていうか、いろんなものを知らないので、いろんなものを自分で引き受けちゃうんじゃないかって。摂食(障害)のお子さんとか家族って、孤立するでしょ。だから、どうしても、(私が)何か言いたくなって。やいのやいのと、意図的に振る舞ってる部分もありますね。

このように、ご自身のポジショニングを確立されてきたパパ。長年の経験から、今、家族会のリーダーをどのように位置づけているのでしょうか。

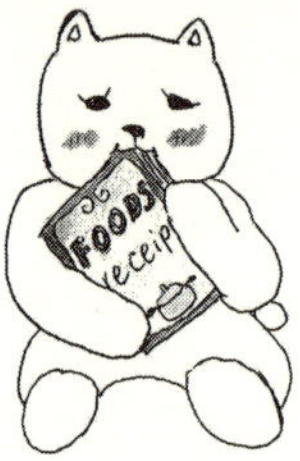

一番中心に守んなきゃいけない当事者さんがいるでしょ。その周りに一番しんどいお父さんお母さんがいるじゃないですか。その周りに地域の人たちとか援助者がいるじゃないですか。そのお父さんお母さんと、地域の人たちの間で、ギリギリに入っているところに近所のおじさんおばさんがいるんじゃないかなって。（だから私は）近所のおじさんっていう立場じゃないのかなって気がするんですよね。ちょっと褒めてみたり、ちょっと小言を言ってみたり。親切な人とか、お節介の人とか、ギリギリのところで、せめぎ合いながらやっていくっていうのが、家族会のリーダーさんの役割なのかなって。そういう地域のなかでのおじさんみたいな、むしろ、私は悪いおじさんみたいな、そういうのが、できるといいんじゃないかなって。

「悪いおじさん」役割を積極的に引き受けてきたとパパは言います。では、家庭ではどんなパパなのでしょう。

うちでは（おじさんに）なれないですね。やっぱり、おじさんというよりは、お父さん。何かあったら、一番に出てくれるみたいな。たとえば、うちの娘が夜に帰ってこないとなると、いつまでも待ってる親父じゃなくて、そこに来る親父だと。だから、ある種の形の抑止力みたいな。私、率先して出ていくから。私、そういうのが大好きだから。でも、娘は嫌がりますね。だから、「私は永遠に彼氏はできない」って。昔っからですね～。

「悪いおじさん」も、お家ではさすがに父親だそうです。そして、豪快な笑顔から一転、顔をきゅっと引き締め強ばらせて、ほかの家族へ向けてのメッセージを、つぎのように発します。

やはり摂食障害っていうのは、医療者だけじゃなくって、家族の支えがないとなかなか難しいことがわかってきました。その家族を支える必要があると思います。施設のなかじゃなくって、やっぱり外に出ていくことが必要かなって。だから、私は最初は嫌だったんですけど、今は積極的に出ていきますよ。やはり親が変わらないと、子どもは変われない。もちろん、親そのものは変われないんだけど、捉え方を変えることはできますから。

なるほど、「捉え方を変えることはできる」とのこと。「変わらなきゃいけない、変わらなきゃいけない」と、どうしても気持ちが先走ってしまう私たちに、パパの地道なこつこつとした姿勢は、なんだか安堵感さえ覚えさせてくれます。経験と知識、その両輪が、そんな安堵につながっているのでしょうか。

○家族であることをあきらめなかった家族

親御さんたちのあゆみを追っていくと、そこには、あらゆる努力を惜しまずに、摂食障害の娘と向き合う親の姿がありました。そして、清らかに、繊細に、時には鋭く、豪快に、一歩いっぽ、歩を進めていく親の姿がありました。ひょっとすると、このような親御さんは、全摂食障害者の親のなかの、ほんのひとにぎりの特別な親御さんなのかもしれません。また、私が言葉を交わし、継続しておつきあいさせていただいている親御さんには、ある意味、偏りがあるのかもしれません。しかし、たとえそうであったとしても、このような親子物語を、私がいくつもみせていただいたことは事実です。親御さんたちは、懸命に原因追求をし、回復への道を思い描き、反省したり謝罪したりをくり返しながら、そのとき、そのとき、「自分にできることは何か」「家族はどのように娘を支えていけばよいのか」を模索・確認されていました。そこから、私は家族について、つぎのように捉えるようになりました。

摂食障害の子どもを抱える家族は、家族の力をどこまでも信じた家族、家族であることを決してあきらめなかった家族、といえるのではないだろうか。このように考えると、自ずとつぎのような結論に至ります。つまり、子どもが摂食障害に陥ったとき、一番サポートを欲するのは、家族、とりわけ親だと。

親御さんたちの声を聞いていくと、「この子のためなら何でもする」と強く固く誓うことや、「娘のために」と古今東西奔走すること、「あたりまえ」と言われている価値基準に従うことは、自分の道を生きることよりも易しいことのようでした。「あたりまえ」だからこそ、必死で手を差し伸べるのではなく、じっと我慢すること。その忍耐力をどのように身につけるのか。そのためにはどうすればよいのか。それこそが、親や家族にとって、もっとも悩ましい点であり、もっとも周囲のサポートを要することです。そして、それを学ぶ場が、家族会など同じ経験をした者同士が集う場なのです。そこでの交流を通じて、子どもに「自由にどうぞ」と羽ばたかせること、「大丈夫よ。あなたの道を歩んでね」と見守る応援団になることなどを、ほかの家族から教えてもらうのです（教えてもらうというよりも、自身で「気づく」のです）。それが、親自身の変化につながるようです。どんなに制度やサポート体制が整ったところで、決して解決できない心の機微や親であるがゆえのストレートな想いを、家族会ではみつめなおすことができるのです。

といえども、家族会に何もかもおんぶに抱っこというわけにもいきません。また、家族会に参加したくても、物理的に精神的に参加できない親御さんもいます。むしろ、数的には、その方が多いでしょう。だから、「家族だから○○して当然」という考え方が、見えない力となって強制力をもつことに対しては、少し留保が必要だと考えます。そうでなければ、「家族だから○○して当然」「○○できないのは、あなたの努力が足りないからでしょ」「家族の、あなたの自己責任」といった論法がまかり通り、その結果、子どもを引き受けることのできない家族はますます孤立して（排除されて）しまいます。

それゆえ、家族の自助努力は欠かせないという点を押さえたうえで、なぜ親が子どもをここまで抱え込まざるを得ないのか、本来であれば、家族にはとても手に負えない、あるいは家族が負う必要のないことまでをも、負わされているのではないか、といった課題にも目を向けていく必要があるでしょう。社会全体が、社会的資源および家族に対する新しいしくみや価値観を受け入れる土壌を整備していくことに、もっと力を注いでいく必要があるのではないかと感じています。

○社会的おじ・社会的おばの存在

私にとって、先の3名の親御さんやそのほかの場面でご一緒させてもらった親御さんたちとのつながりは、2つの意義ある関係性をもたらしてくれました。ひとつは、原家族ではない親であるがゆえに、真正面からぶつかることなく、ある程度の距離を保ちながらかかわることができるということ。もうひとつは、当事者や専門家ではない人であるがゆえに、共感・共鳴あるいは遠慮しすぎずに、フランクにおつきあいができるということです。

家族会のメンバーは、どれほど知識を得ようとも、どれほど経験を積もうとも、けっして「専門家」を気どらず、「ふつうのおじさん・おばさん」でいることを周りの人たちから暗に要求されます。あたりまえのようで、これはけっこう難しいことでもあります。しかし、これをなくすと家族会が成立しません。先の親御さんたちは、長年の経験から、すでにそれらのことを自覚されていらっしゃるのです。

そして、私たちは、「おじさん・おばさん」の存在によって、家族と直球勝負するだけではなく、深呼吸の仕方やワンクッション置いたつきあい方を知ることができます。ワンクッション置いてつきあえるおじさんやおばさんを、私は恩師に習って、「社会的おじ」(あるいは社会的おば)と呼びます［亀山1990］。社会的おじ・社会的おばは、家族という社会構造を解体の危機から防禦する役割を担います。また、当事者にとっては、自分たちと異なる世代(親と同世代)であるということが、親との緩衝材・調節者としての機能を果たしてくれます。

また、この関係性は、専門家抜きの家族会であるがゆえに成り立つ関係性ともいえます(先の親御さんたちが主催されている家族会は、いわゆる「専門家」を含まない、家族だけで会を開かれているという特徴があります。それゆえ、専門家主導の会となると、おそらく事情は変わってくるでしょう)。専門家の先生は、なかなか「おじさん」「おばさん」と呼ぶわけにはいきません。たとえ、呼ぶことはできたとしても、どうしても、専門家には「正しい答え」を求めてしまいます。そして、自動的に「正しい答え」に従おうとしてしまいます。なかには、専門家の先生に認められたく、当事者が「よい患者」を演じてしまうのと同様、親御さんたちもまた、無意識に「よい父親」「よい母親」であろうとしてしまうかもしれません。

さらに、「家族だからこそ何でも話せる」という常識は、親や当事者にとって、ときに圧力になることもあります。また、そもそも「何でも話せない」ことが、家族の病理だという捉え方もあります。家族だからこそ、遠慮することはあるし、嘘や秘密を抱えていることもあるでしょう。もっというと、家族ほど「気を遣う存在」はほかにはないかもしれません。このことは、当事者や専門家に対しても同様です。

社会的おじ・社会的おばという存在は、「よい」「わるい」はさておき、「本当の話」あるいは「適当な話」ができる人、失敗も間違いも遠慮なく話せる人という、ある意味、気楽な存在です。それはまた、原家族を振り返ったり、当事者や専門家との関係性を見直したりする際に、ひじょうに特別な存在となり得る人たちです。

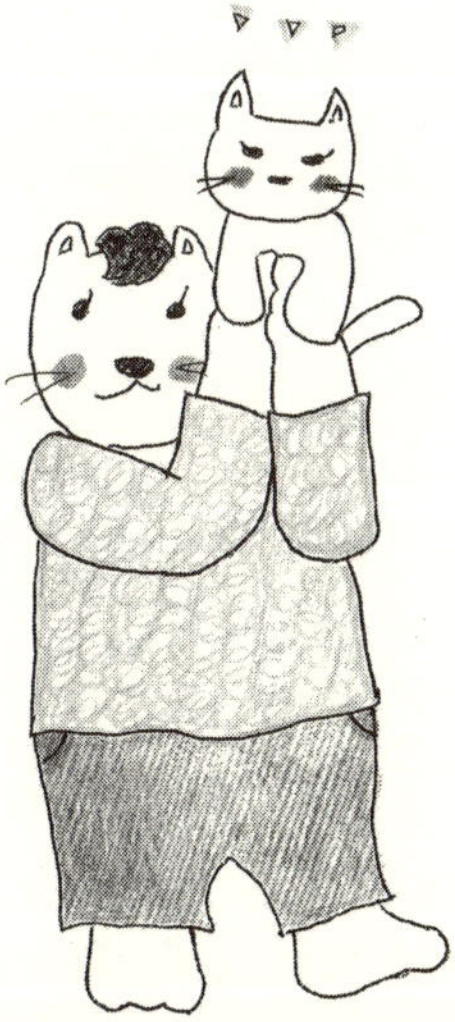

③ 当事者のあゆみ

本章では、当事者6名のあゆみを紹介します。それぞれのあゆみは多種多彩で、とてもひとつの視点から捉えることなどできませんが、先の親御さんたちの声を受けて、今回はとくに親子関係を見直す点に着目してお伝えします。といえども、その意図は、家族原因説を支持するものではありません。むしろ親子関係を振り返ることは、社会化（人が、他者との相互作用により、集団や社会に適応することを学ぶプロセス）における、ひとつの通過儀礼ではないかと考えるからです。本章に登場する当事者たちもまた、私がさまざまな場面でご一緒させていただいた人たちです（なお、掲載にあたっては、それぞれ許可を得ています）。

○ステキなおばさんになりたいチカちゃん：「お母さんが変わった」

チカちゃんの1日は、家族に食事を作って、自分は食べて、吐いて、ぶっ倒れてのくり返しです。「私には家があり、家族、友人、大切な人がいてくれる。こんなに幸せなことなんてないのに、私は何を毎日悩んだり落ち込んだりしているのだろうか」。大量の食べ物を食べ、お腹をはち切れるほどパンパンにしてしまう自身を、「情けなく、恥ずかしく、嫌で嫌でたまらなく思っている」にもかかわらず、「心はいつもペコペコ状態」だと言います。貴重な時間という時間がすべて過食嘔吐にとられ、毎日毎日がただすぎていきます。「しんどい、つらい、疑い深い、欲深い……」と、自らを分析しながら、「もう、私は本当に病気を治そうとしているのかさえ、わからない」出口のみえなさを訴えます。「肩の力を抜いて、自然体で生きたいだけなのに」「判断力、決断力が低下してるんちゃうか」「夢は、ふつうに生活をして、ふつうに働くことなのに」と、誕生日が来るたび、いつも焦り、落ち込み、消えたくなってしまいます。

側わん症のため、小学校の折から鎧のようなコルセットを巻きながら生活をしなければならなかったチカちゃん。周りから「細いね」と言われながら育ってきました。病気のために巻かざるを得なかったコルセットでしたが、「細いね」という言葉は、チカちゃんにとって褒め言葉のように感じられていました。やがて手術を受けることになり、ようやくコルセットから解放される時期が来ました。でもチカちゃんは、「手術したら元気になれると思ってたのに、80歳のおばあちゃんみたいな体になってしまって、みんながなんで1日中起きていられるのかが不思議でたまらない……」と言うほど、大きな不安を抱えながら日常生活を送ることになりました。

中学生になったチカちゃんは、「太ったらどうしよう……」と、1日にりんご4分の1個を食べるのがやっとという拒食状態に陥りました。3ヶ月の入院生活の後、養護学校を経て、地元の中学校へ戻るものの、担任をはじめ、なかなか周囲の理解は得られません。「太ったら見捨てられる」。チカちゃんは夜眠れなくなりました。やがて中学校へも通えなくなりました。「成長段階だったし、太っていくことに対する心と体のバランスがとれなかった」と振り返ります。

高校入学。環境が変わったせいか、「ああ、私、治ったかも」と思うぐらいに、チカちゃんは一時、元気になりました。ところが、今度は過食の恐怖が襲ってきました。「やせなあかん、やせなあかん」と思えば思うほど、食べてしまいます。「動かなあかん、動かなあかん」と過剰にダイエットに励めば励むほど、太ってしまいます。気づけば、過食嘔吐が習慣化していました。抜け出したくとも、もう抜け出せません。習慣化してしまった過食嘔吐によって、父親からも「何でもかんでも食いやがって情けない」と言われるようになりました。チカちゃんは、「大学受験のストレスとも重なってたのかもしれません」と分析します。

大学生活は長くは続きませんでした。周りはお嬢さんばかり。つらい。苦しい。私の居場所がない。大学の保健センターへ駆け込み寺のように駆け込み、思いっきり泣いたこともあります。大学さえ辞めたら、この病気は治るのだろうか。いや、辞めたいとか、辞めちゃだめとか、もうそんな冷静な判断もできなくなっていました。体が言うことを聞きません。ドクターストップが出ました。こうして、チカちゃんは「大学を辞めました」。

あれから10年が経ちます。経済的に恵まれていることを、高校生のころからなんとなく自覚してはいたものの、「みんなが学び、働き、遊んで、いろんな経験をしている間、私はずっと食べ、吐き、寝て、無駄に過ごしてきた」「無駄な人生だったと思い、死にたくなる」「摂食障害によって、大切な時間、青春、お金を失ってしまった」と、泣いたり怒ったり、悔やまれてなりません。自分への嫌悪感や罪悪感、

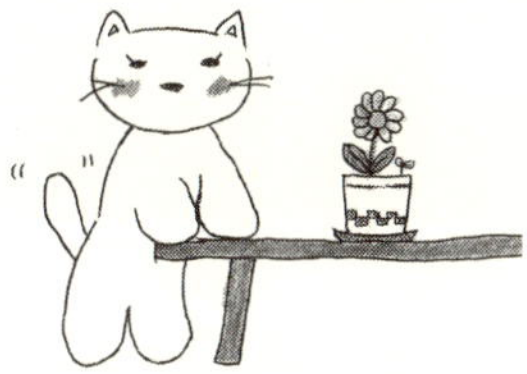

将来に対する不安に押しつぶされそうになりながら、やり場のない怒りを一番身近にいてくれる両親へとぶつけてしまいます。「ああ、私って、最低や。嫌われる」と、とたんに寂しくなって、胸が張り裂けそうになり、手首を切ってしまいます。「私って、物事を深く考えすぎるし、優柔不断やし、薄情やし、すぐ態度に出てしまう」と、自分で一番よくわかっています。ただ、チカちゃんは、夜寝る前に、母親から「大丈夫やで、間違ってへんよ」という言葉が聞きたいのです。そうするとなぜか安心します。子どもみたいだけど、手を握ってもらうだけでうれしい。ほっとするのです。

なぜ私は摂食障害になったのだろうか。自問自答をくり返すチカちゃん。「あの学校にさえ行かなければ……」「よい医者にさえかかれば……」「あのとき、父親（あるいは母親）がこうしてくれさえすれば……」、修正できない過去に恨みを募らせます。「あのとき、ああしていたら、こんなふうにはならなかった……」、誰かのせい、何かのせいを追い求めてしまうチカちゃん。「不幸自慢なんて、したくないのに……」「自分はいったい何をやっているんだろう……」、口にし、反省し、落ち込むチカちゃん。

しかし、こんな転機がやってきました。「病気なのだからと受け入れられるようになってから、すごく楽になった」と言うのです。「病気やで（ですよ）って言われたら、マイナス思考なのもすべて病気のせいにできるというか、病気さえ治したら解決するんやって思えた」。どうやら、それまで、両親や周りがよかれと思って、「あなたは病気じゃないんだから、気のせい、気のせい」とわざと盛り上げるようにチカちゃんを励ましていたそうですが、そうされることは、かえって、チカちゃんにとっては「しんどかった」とのこと。腫物に触るように接しられることは、「逆に、気を遣わしてるって思ってしまうから、つらいかな。だから、もっと思ったことをはっきり言ってもらった方が気が楽」だと述べます。

つまり、自分も周りも「病気だと認めること」が、チカちゃんがこれ以上、「私が悪い、私のこの性格が悪いから」と自らを責めずに病気と向き合えるひとつの術になったようです。

また、「家にいると、私も親も煮詰まってしまう」ことから、チカちゃんも母親も家の外に学ぶ場を求めるようになりました。病院での治療を継続しながら、チカちゃん自身は自助グループへ、母親は家族会へしばしば足を運ぶようになりました。専門の医師から、「あなただけじゃないよ。この病気の人は、みんな、自分が悪いと言わはりますよ」と教えられると、「すごい救われた」気持ちになりました。自助グループで知り合った人から、「家に居場所がなくってつらい。家族だけだと、けんかがたえへんかったり（たえなかったり）、視野が狭くなる」という話を聞くと、「めっちゃわかります」と共感を覚えます。何よりも、自助グループに行って一番変わったことは、「いろんな話を聞いて、自分がいかに恵まれているかを知ったということ」だと目を爛々とさせながら教えてくれます。「とくに、家族、親友、人のありがたみ」。そして、「お母さんがすっごく変わった」と。

こうした経験を経ながら、少しずつ、少しずつ、つぎのような感覚をチカちゃんは得るようになってきました。

こういう自助グループとか、ちょっと外で息抜きできたり、外でしゃべる場ができたり、たまにでも外に出る場があるといいなって。こないだ、私と同じような方が来てくれはったのが、すごいうれしくて。なんか、かわいらしいなって。人数が少ないのも、ほっとしますよね。多かったら、多いで、楽しいんやけど、収集がつかへんかったりするし。年齢層も固まってる方がいいかな。

母親との関係にも変化が生じてきたようです。冷静なときには、「私は、親に、いっつも迷惑をかけて申し訳ない」と言うチカちゃん。そのことを母親に告げると、母親は笑いながら、「あんた、もう一生、その病気とつき合っていくんやろ（でしょ）。それやったら、それぐらいのことで、いちいち落ち込んでどうすんの?」と。母親の肝っ玉のよさに導かれながら、チカちゃんは目を丸めて、「ええ? 私、一生、この病気～?」と笑いながら返答できるようになっていきます。母親はこうも続けます。

別に、その病気であろうとなかろうと、やりたいことがあったり、やりたいことができたり、旅行ができたり、何かほかに楽しめることができたら、それでいいんちゃうか。というより、病気とか、そういうことよりも、旅行に行けへんとか、人と食事ができひんとか、人と時間が共有できひんとか、そういうことの方がよくないんやし。そんなぐらいの覚悟しとかなあかんやろ。もう、しゃーないやん。

そんな母親の言葉が、「すっごいうれしかった」と言います。そして、

母親は、ある意味、頑固。自分の道っていうのがすごいある。だから、すごいなって思うときがある。あんまり他人にどう思われるとか関係ないみたいやし……。でも、私には、自分の道がないから。私は、人に認められたいっていう気持ちがすごい強いから。自分のために生きたいんやけど、でも、人にも優しくいたくて……。気持ちを豊かに満たされて生きたいんやけど……。

「けど……」「でも……」と、逆説の接続詞が、揺れ動いているチカちゃんの微妙な気持ちを表しています。また、父親に対しても、アンビバレントな想いが込み上がってきます。

感謝してる、ありがたいっていうのはあるけど、やっぱり許せへんっていうのはある。私がこんなにしんどい思いをしてるのに、何ひとつ言ってくれへんかったっていうのは、すごい許せへん。「(側わん症にしても)すんだことは言うな」っていう感じで。それは、もう禁句。「(過食嘔吐を)またやってしもうた(しまった)」とか言うと、「もう、すんだことはしゃーない」って感じで。いっつもそれで怒られる。だから、たまに(父親に対しては)怒りがすごい出てきたりっていうのが、やっぱりあるかな。

「小さいころから、人の役に立つのがすごい好き」と言うチカちゃん。その一方で「自分のために生きたい」と言うチカちゃん。だからこそ、「人から認められたい、ありがとうとか言われたい」といった見返りを、恥ずかしいことだとわかりつつ、ついつい求めてしまいます。そのことは、「母親が母子手帳にも、『チカは、手伝ってくれるのはありがたいけど、そのあとに「お礼は?」って聞かれて恩着せがましい』って綴っている」と、チカちゃんは懐かしそうに目を細めながら教えてくれました。今でも、その点については、母親から「あんた、昔から全然変わってへんやん」と指摘されるそうです。「こういう性格、めっちゃイヤや」と言いながら、「私、末っ子やし、めっちゃ甘えたなんですよ」と照れ笑う姿はやはり妹らしいです。

やがて、「病気のせいにしてたこともあったけど、そればっかりやと余計にドツボにはまる気もします」と、自身の発言に留意しながら、「うまく言えませんが、広～い意味で支える方に回っていけたらと思っています」と、口にし始めたチカちゃん。そして、「女性は若いときにモテハヤされる傾向にあるけど、私もいつか胸を張って、年齢が言えるような、自然体でいられるステキなおばさんになりたいです。たぶん、そのときが、自分の人生、自分が好きになれたときだと思います」とのこと。家族や周囲の人たちに対して、つぎのようなメッセージを送ります。

摂食障害は家族、周りの理解、協力、支えというのは本当に大事です。でもあくまでもこの病気を治せるのは有名な医者でも薬でも家族、周りの人でもなく本人なのです。この病気を理解するのは本人でも自分がわからなく困惑することが多いです。家族や周りはもっと困惑し理解に苦しむと思います。わからなくても「この子をわかろう。知りたい」という気持ち、関心を持ってくれることが一番うれしく、大切だと思います。いつも家族、周りの人、私の側にいてくれてありがとう。

このメッセージは、自分自身の「原点」にもなっているとのこと。10年後、20年後、30年後、チカちゃんはどんな「おばさん」になっているのでしょうか。とても楽しみです。

○起き上がりこぼしみたいなミッちゃん：「お母さんに認めてもらいたい」

ミッちゃんは大学2回生。ふりふりレースの日傘から見え隠れするロングの茶髪にはきれいなソバージュがかかっています。日傘とおそろいらしきリボンつきのワンピースは、ミッちゃんの趣味が中学生のときから変わっていない証拠です。レースとリボンを揺らめかしながら、多くの人ならバスか電車を使う距離、いずれにしても相当の距離を、ミッちゃんはカロリーを消費するために、真夏の昼下がり、ひたすら歩き続けています。

歩くのは全然しんどくないです。人に会うのも大丈夫です。しんどいときは一人でいたいですけど。最近、けっこう過食が続いてて、そのせいや(そのためだ)と思うんですけど、昨日も夜の12時ぐらいに食べちゃったから、それから、ちょっとでもレポート書いてとかして、そこで、寝ればよかったんですけど……。なんか、最近、甘い系だけですませられなくなって、塩辛い系もほしいなあって……。

ミッちゃんは栄養学を専攻しています。「栄養士になって、やせる食事を発明してみせます。そしたら、すごいお金持ちになれるかも」と、大学受験前にミッちゃんは自信たっぷりに語っていました。ある大学の面接試験で、「なぜ、栄養士になりたいのか?」と面接官に問われました。笑って答えたい気持ちと、自分のなかでまだ整理がつかない気持ちが錯綜し、半笑いになります。そして、その笑顔がどれほどの苦しみを闘い抜いてきた結果、生まれ出てきたものなのか。やはり、多くの人には語れません。拒食症も過食症も早くから経験している、摂食障害についてはベテランのミッちゃんではありましたが、面接官の質問には涙があふれて答えられませんでした。

では、ミッちゃんの歴史を振り返ってみましょう。中学3年生の体育大会の練習の最中に倒れて病院へ入院することになったミッちゃんは、「神経性食欲不振症（拒食症）」と診断されました。そのとき、ミッちゃんの家族は、お父さん、お母さん、妹、そしておばあちゃんの5人家族でした。父親は朝早くから夜遅くまで、しばしば当直で家を空けることが多い仕事に従事していました。ガリガリにやせていく娘を、ただただ見守り、あちこち病院を探しまわるのは母親の役割でした。体重さえ元に戻れば何とか日常生活が送れるだろうと必死で祈り、母親は仕事と病院と家の往復をくり返しました。

その後、2度の入退院、受験を経て、高校生になったミッちゃんには、過食との闘いが待っていました。「食べたい、食べたらあかん、食べたい、食べたらあかん」。拒食のときの入院生活には戻りたくありませんでしたが、一人で延々過食欲と闘わねばならないしんどさは、出口のみえないトンネルのなかにいるようでした。

大学の筆記試験当日。ミッちゃんは、「お父さん、今日は死なんといてや（死なないで）」と祈りながら、試験に挑みました。父親は数年前からガンに侵されていました。「（お父さんは）もう、あかんかもしれんって言われたけど、まだ生きてやる」とケロっとしながら口にしていたこともありましたが、ミッちゃんが大学生になって実家を出て間もなく、父親はこの世を去りました。母親は、「（娘の摂食障害が）少し落ち着いてきたのに、もう私は支えてあげられないかも……」と、娘の症状がぶり返さないかと気になるようでした。父親の死に対して、「あんまり実感がありません」とミッちゃんは言います。「働いてやる（いる）ときは、忙しくてずっと家に居やはらへんかった（居なかった）し、病気になってからは、入院ばっかりしてやった（してた）から、家に居やはらへんかった（居なかった）し、私が大学決まってからは、私が家を出たし……。でも、実家にはなるべく帰るようにしてます」と、年若くて一人になった母親を気遣います。——摂食障害と父親の死。ミッちゃんのなかでは、決して並列できるものではありませんが、母親は、「思いのほかしっかりしていて、助けてもらいました。いつの間にか成長していて、こんなときですが、うれしかったです」とのこと。

中学のときから摂食障害と共に生きてきたミッちゃんは、病院でお医者さんや看護師さんに専門的に話を聞いてもらったり、たまに自助グループに参加して、同じ経験をした人たちと一緒に話をしたりしながら、さまざまな知識を身につけていきました。「かわいいって言ってほしかっただけかもしれません」と、自らを振り返ります。一番の生活圏である学校では、たとえ専門的な話でなくても、同じ経験をした人がいなくても、気楽に話ができることが、ミッちゃんにとって必要なことでした。「中学からずっと私のことを知っててくれる友だちがいてて、いっつも心配してくれてるから、やっぱりうれしい」。

では、親しい友だちや彼氏に対して、摂食障害をどの程度、理解してほしいと考えているのでしょうか。

基本的に理解してほしいけど、でも、しんどいときは一人にしてほしいって思う。しんどいときはみじめだし、みられたくないって思う。なんか、1日中、一緒にいるのはちょっと苦手なんですよ。一人の時間もほしくて……。彼氏ができたら治るとかは、別に思ってなかった。なんか、別モノみたいな……。彼氏ができても、自分の生活リズムは絶対崩したくないって思ってたんで、友だちと遊ぶ回数があって、その友だちと遊ぶ回数のうちに、彼氏と遊ぶ回数を入れていく、みたいな感じ。だから全然、何も変わらないです。

「親しい人にしんどい気持ちを吐き出せたら治る」とか、「彼氏ができたら治る」とか、夢を抱いて人は多いです。ミッちゃんも「そういう人は、自分の欲が彼氏に会いたいとかいう欲に代わるからですかね？」と想像はつくようです。しかし、現実には、ミッちゃんの場合、「別モノ」だと言い切ります。それよりも、同じ病気になった友だちや知り合いの姿を見ることで、自身を振り返ることの方が、ミッちゃんには大切に思えるようです。それほど、ミッちゃんの周りには摂食障害の子が多いということであり、ミッちゃんは周りから頼りにされ、相談を持ちかけられている証拠なのです。「基本的によい子が多い」と分析するミッちゃん。自身はどうだったのでしょう。

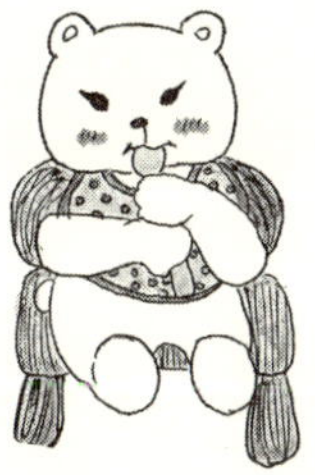

それはわかんないです。でも、いろんな期待を背負ってたっていうのはあります。妹よりは、そのときは勉強できてたし、ピアノもけっこうできてたし、期待されることがけっこううれしかったりして、お母さんの自慢の子どもになりたいとか思ってたし、外見も磨かなとか、やせな、とか。昔は、お母さんの言葉が、自分のなかでは絶対やって、お母さんが「大丈夫」って言ってくれたら、「大丈夫なんや」って思えたから、「大丈夫」って言ってもらうために、「過食した」「死にたい」とかって、メールしたりっていうのがあって。昔からそうやったんです。ピアノの発表会とかでも、「大丈夫やから」って言ってもらえたら、大丈夫なような気がして。でも、最近は、けっこう淡白。関係は変わってきたと思います。最近は、「過食したから」とかって、メールとかしなくなりました。でも、やっぱり、今も「かまってほしい」のと「放っておいてほしい」のとの境界にいるみたいで、ちょっとは心配してほしいなって思うかな。

このように、「お母さん」との関係へとたどり着きます。実家を離れて、物理的にも、精神的にも、距離がとれるようになったとはいえ、やはり母親の言葉は絶対です。過去も現在も、母親に「大丈夫」

と言ってもらえれば、安心感を得られます。汚い感情や言葉をぶつけるのは、けっして母親が憎いからではありません。心配してほしい気持ちの裏返しなのです。

最近、過食とかも趣味になりつつあるって思ってしまって。昨日とかも、すごい食べたいってわけじゃなくって、すごい（過食）したいなって思って。エレクトーン弾きたいっていうのとかと同じ感覚で、でも、嫌な趣味やなって。治さなあかん趣味っていうか、やりたくないけど、やりたい趣味みたいな感じで。やりたいことっていうか、やって後悔することなんやけど、やる前は、やりたいこと、みたいな。ハッピーにはならないんですけど、罪悪感は絶対感じてて、しまったなあとか思うんですけど。最近は、その後、運動しようとか思うんですけど、運動した後とかは、ああ、やっぱり気持ちいいなって。罪悪感、感じなかったら、（過食嘔吐をしても）いいと思います。「おいしく食べたら太らへん」、とか言わはる（言う）人もいると思うし、罪悪感さえ感じひんかった（感じなかった）ら、幸せやろうなって。

「過食は趣味」、そんなふうに考えると、笑顔にもなります。ただ、ミッちゃん自身がひっかかっているように、「嫌な趣味」「罪悪感を感じる趣味」だとも言います。趣味だと割り切れたらどんなに楽でしょう。罪悪感を感じなければどんなに幸せでしょう。ミッちゃんはあちこち揺れ動いています。

なんか、でも、強くなってきたかなって思うんですよ。倒れても倒れても起き上がる、起き上がりこぼしみたいに。何回も何回もくり返してるから、そのたびに起き上がってるから。1日1円リセットしてるみたい感じで。朝が来て、今日からまたやり直そうみたいな。朝はけっこうしんどいんですけど、その日が無事に終われるだけで、もう幸せ、みたいな。なんか、適当になってきたんかな、今の状況を克服できたら、就活にも使えるかな、みたいな。

「摂食障害を就職活動に利用する」とのこと。ミッちゃんの笑顔にたくましさが漂うようになってきました。倒れては起き上がり、倒れては起き上がる「起き上がりこぼし」のように、拒食と過食と下剤使用とダイエットを何度もくり返すミッちゃん。そして、そのたびに「強くなっていく」と口にできるミッちゃん。その反復運動を楽しみながら、これからも七転八倒するのでしょう。そのミッちゃんに、さて、面接官はどんなリアクションをするのでしょうか。

○母になるペンちゃん：「おかんのことが好きでたまらなくて」

ペンちゃんのお腹のなかでは新しい命が育まれているまっ最中。「すごい眠いんです～」「過食嘔吐の気持ち悪さかつわりの気持ち悪さか、よくわかりません……。ははは」人前で笑って言えるペンちゃん。「子どもに摂食障害のことを言いますか」との質問に、「たぶん、隠すって無理だし、隠すことでもないし、自然に話していくと思います」と余裕の返答。

小・中学校と、いわゆる優等生として生きてきたペンちゃんは、高校生のときから過食嘔吐が始まります。「人生で最初の挫折が摂食障害でした」と、県下一のトップ高校を中退することになりました。「摂食障害とか過食嘔吐とか、耳では聞いてたし、知識としては知ってたつもりでしたが、まさか自分がそうなるなんて、とても信じられませんでした」。父・母・きょうだいを巻き込んでの、ペンちゃんの長い闘いの火蓋が切られました。ペンちゃんから目をそらす父親、過干渉すぎる母親、何でもよくできる姉の存在……、「絵に描いたような典型的な摂食障害家族」と、ペンちゃんは振り返ります。

徹底的に家族とやり合いました。暴言はもちろんのこと、殴る蹴る、ものを壊す、暴れる。何よりも自分で自分がコントロールできないことが一番悔しかったのです。「なぜ私はこんなふうになったのか」「おかん（お母さん）のせいや」。考えれば考えるほど苦しくなり、過食嘔吐がひどくなり、その過食嘔吐のせいでまた自分を責めます。「苦しい、しんどい、消えてしまいたい……」、でも、「この私がこれぐらいのことで負けてたまるか。世のなかにはもっと苦しい人がいっぱいいるんだから……」、ペンちゃんは踏ん張りました。

そして、同級生よりも、少し遅れて高校を卒業し、大学へ入りました。「大学にはどうしても行きたかった」と言うペンちゃんは、ここで実家を離れます。「家を出たら治るんじゃないかな。おかんに依存してるし、（家を）出なあかんのちゃう（いけない）かな」という気持ちもありました。

実家からけっこう遠い、見知らぬ場所での一人暮らし。周りに知ってる人は誰もいません。気楽さと寂しさのなかでペンちゃんの20代が始まりました。大学生活は過食嘔吐と趣味のジョギングを重ねながら、なんとか乗り切る毎日。いつのまにやら母親のことが薄らいできました。一緒に住む人もできました。それほど「ワクワクする」わけでもないものの、「一緒にいて楽な人」。彼の前では過食嘔吐ができます。どれほど暴言を吐いたでしょう。どれほど涙を流したでしょう。彼に摂食障害の「知識」があるわけではありません。「ボクにはわからないから」と、冷たくあしらわれることもしばしばありました。

もちろん、わかってもらえない悔しさや腹立たしさはありました。それを彼にぶつけると、体当たりでやり合いになることも多々ありました。しかし、それが等身大のペンちゃん。彼の前では背伸びをする必要がありません。実家を離れたことで、両親と少し距離をあけてつき合えるようになったことが大きかったようです。実家の方では、両親も摂食障害について勉強し始めました。

そして就職。ペンちゃんは、「男性と対等な立場で」、できれば「女性のいない職場」で働きたかったのです。選んだ仕事は消防士。訓練、訓練の毎日。もともと体力に自信はあったものの、「男性と対等に」とはいきません。家に帰っては過食嘔吐。過食嘔吐をしながら、仕事とのバランスをとっていた面もたしかにあります。しかし、過食嘔吐もまた相当の体力を使います。ヘトヘトでした。毎日限界でした。それでも「無理」とは言えるわけがありません。自分で選んだ仕事。それに弱音を吐くなんて、プライドが許しません。職場では上司に怒鳴られ、家では彼に怒鳴られ、必死で乗り切る毎日。「女性も男性と同じように働かねばならない」。

とくにしんどかったときとかは、(過食嘔吐を)せん(しない)と、つぎの日、(仕事に)行けないほど、めちゃくちゃ職場でストレスを溜めまくってて、自分のなかにドス黒い、モクモクとしたものが溜まってて……。つぎの日にそれを引きずらないように、もう、めいっぱい買って、詰め込んで、吐いて、ドス黒いものがちょっとは出たっていう感じで……。食べてる間だけは、ストレスっていうのを感じてないっていうか、職場のことを忘れられる。でも、これ(過食嘔吐)を取りあげたら、私は死んでしまうって。あまりにもひどいから、彼氏に、「つぎの日、仕事行けへんようになるからやめとき」って言われても、「私からこれ(過食嘔吐）をとらないで」って泣きながら訴えている。もう、これ（過食嘔吐）は生きていくために絶対にいる「酸素」みたいなもんで。

「1年間、休職します」。そう言って、ペンちゃんは両親のいる実家へ戻ってきました。久しぶりの実家は、なぜか居心地よく感じられました。両親とのバトルをくり広げていたあのころが懐かしくさえ思います。「この一年は、自分の病気の治療に専念しよう」。わりと気の合う医者とも巡り会えました。何を押しつけるわけでもなく、何を説教するわけでもなく、淡々と世間話に応じてくれます。たまたま参加した自助グループも、ペンちゃんの肌にマッチしたようです。藁をもすがる想いで自助グループに参加したわけでもありませんし、そもそも自助グループにそれほど期待していたわけでもありません。たまたま居てて居心地がよいと感じることができたのです。

「私、治るかもしれない。11年経って、初めてそう思えるようになりました」。ペンちゃんの顔がイキイキしていきます。治療に専念している間、専門書も読みあさりました。知識もわりとつきました。医者との関係も、自助グループでの仲間関係もそれなりに順調。何よりも、両親がたくさん勉強してくれて、みんながうらやましがるほどの理解を示してくれることが大きかったです。復職日が近づき、ペンちゃんは彼の待っている家へと戻っていきました。

数ヶ月後、「今、私は花嫁修業中のため、実家へ戻っています」と連絡をくれたペンちゃん。「彼氏に、「君は働くのは無理や」と言われました」とのこと。復職日が近づくにつれ、焦りと「ちゃんと働かなきゃいけない」というプレッシャーからか、調子を崩してしまいました。「もう少し休みを延長してもらう要請」は、やはり職場では聞いてもらえず、「仕事を辞める」という決心をしました。「君は働くの無理や」という彼からの言葉は、そのまま「君のことはボクがなんとかする」という2人の結婚話へとつながりました。

ペンちゃんの顔が、イキイキとした顔からおだやかな顔へと変わりました。肩の力も抜けたようです。

過食嘔吐は体がしんどいだけで、別にもう罪悪感とかありません。だから、(過食嘔吐を)やめようとも思わないし、そうかと言って、うまくつき合おうとも思わない。なんか、自然っていうか、ふつうの感じです。毎朝、だんなを送り出して、テレビでワイドショー見ながら、洗濯とか家の掃除して、昼寝して、夕方になったら、夕ご飯の準備してって。前は、ずっと家に居ることが「悪い」ことだと思ってたけど、私にはこれが向いてるし、合ってるんだと気づきました。

さらに、「専業主婦」の母親への見方も変わったようです。

今、私、働いてなくて、ずっと家にいるから、専業主婦をそこまで馬鹿にしてごめんって。専業主婦もまあまあ大変やし、むしろ、家のなかのことだけをする方がしんどいんちゃうかな。

このような歩みを経たあと、ペンちゃんは母になる準備期間へ入ります。里帰り出産のため、実家へ戻り、あらためて母親への感謝の気持ちを感じる毎日のようです。また、妊婦同士の会話などに参加することによって、摂食障害に特化というよりも、もう少し幅を広げた視点から自分自身をみつめなおす機会を得たようです。そして、ペンちゃんは「身ごもってから」という言葉を強調しながら、親に対する気持ちの変化を説明するようになりました。

身ごもらんかったら、おかんの立場に立って考えるってことはなかったと思うんですけど……。うちの、もし、このお腹の子が家庭内暴力とか反抗的な態度をとった時に、はたして抱きしめてあげられるんかな、とか、それでも子どもを愛してるって言えるんやろか、とか、できひん（できない）のちゃうやろか、とか思うんですけど……。それでも、皆、ちゃんと子どもを育ててるじゃないですか。どっかで私は放棄してしまいそうで。だって、私の子どもが私みたいになったら、たぶん放棄するやろうと。私は、それにプラスして病気で、さんざん迷惑かけたし、今はおかん、すごいって。だから、昔の病気になった頃の、めっちゃ暴れてた時期のことを、むっちゃ恥ずかしいと思う。恥ずかしいから、自分の子どもに「お母さん、そんなことしてへん」って言えへんなって。

では、父親に対してはどうなのでしょうか。

なんか、父親は、父にも感謝せなあかんのやろけど、父は私がすごいひどいときでも、100％そこまで自分を見失うことはなくて、自分の生活を楽しんではったんやけど（いたけれど）、母はやっぱり、もう目の前で見てて、絶対毎晩ためいきついて泣いてたはずやけど、絶対そんな姿見せはらへんかった（見せなかった）けど……。久しぶりに実家に帰って、こんなに長いこと居てたら、おかんのことが好きで好きでたまらなくて、帰るたびに思うようになって、今、もう、好きすぎて、好きすぎてっていうかなんか、何言われても、もう、全然怒ろうとも思わへんし。とくに痴呆の方とかみると、うちの母もいずれそうなるやろうし、絶対面倒みようとか、そうですね、なんか……。今、絶対、面と向かっては言えないんですけど、おかんが最高に好きというかなんか、お父さんは頑固で、これは絶対ボケるな、なんか、いやな老人やな、この人の面倒はみたくないな、みたいな感じなんですけど……。

こんなふうに、ペンちゃんが、父親よりも「母親が好き」と強調する理由は、「おかんの方がおとんより必死やったから」、そして、「自分も母親になるから」だと言います。さらに、外へ目を向けてみると、つぎのような景色をみることがしばしばあり、こういった実社会の家族（親子）関係のあり方も、ペンちゃんが「身ごもってから」、「母親を強調」する理由のようです。

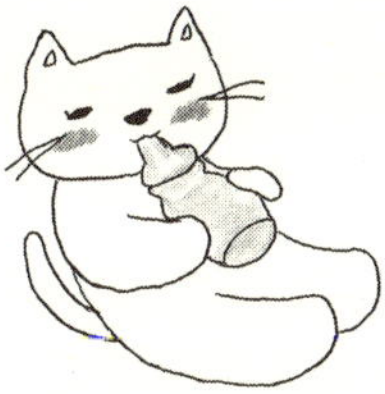

ときどき街で、摂食障害の子で、お母さんが後ろで見守って歩いてる姿とか見たら目に止まるんですけど、昔は、その娘さんの方に目がいってたんですね。だけど、今は、おかんのほうの姿に目がいって、「大変やな」とか、「ああ、うちのおかんもああいう顔して歩いてたんかな」とか、思うようになった。身ごもってから、一生懸命、心配してる母親の方をみるようになった。それに、あんまり、街出ても、お父さんが、そんなふうについて歩いてる姿ってみないですよね。

母になる準備中のペンちゃんは、「周りが見えないほど、自分の子を溺愛する親にはなりたくない」と前置きをしつつ、自分と家族の経験から、ほかの親御さんに対してこんなメッセージを送っています。

自分を責めて、「私の育て方が悪かったんやろか（だろうか）」とか、そんなん、絶対に思わんといて（思わないで）ほしいと思う。思えば思うほど、よけいに娘や息子は自分を責めるから。だから、お父さんお母さん自身を大切にっていうか……。なんか、私んとこは、おとんやおかんが、外でイキイキしているのを見ると、その方が自分も治りやすかったっていうか、どっかでホッとして、「ああ、お母さんの人生、私が全部奪ってるわけやないんや」って、病気で混乱しながらも思ってたから。一緒になって同じだけ苦しまなあかんわけではない。どうしてあげたらいいのかわからんっていうのも、もちろん、そうやろうし、でも、赤ちゃんじゃないんやから、それで放っといても死にはせんと思うから、それにご飯は一人ででも食べれると思うから、自分の足で立てるから、だから、自分自身を大切にしてほしいなって。

強い口調で、「親は親の道を歩んでほしい」とくり返すペンちゃんの両腕には、手足をバタバタと動かす子どもがしっかりと抱かれています。そして、「子育てはたいへんだけど、1日があっという間に終わってしまって、とても充実しています」とのこと。ペンちゃんが、子どもに「うるさい、おかん」と言われる日は、そう遠くないかもしれません。

○身体から攻めるマミさん：「摂食障害ってなんか切ないな」

マミさんは、「マクドナルドで育った」と言います。幼いころから両親の「修羅場」をみて育ったマミさんは、弟と二人三脚、必死で生きてきました。「お母さんはお母さんじゃなくってね、女の人だったの」マミさんは、そう振り返ります。お母さんには彼氏（マミさんは「おじさん」と呼びます）がいました。

「お母さんはお父さんと別れたがってる」と知っていたマミさんでしたが、おじさんのことはお母さんから口止めされていたため、一切口にしませんでした。おじいちゃんやおばあちゃんが家に遊びに来たときも、それを言えないのがストレスだと感じつつ、マミさんはお母さんの言いつけを守る「よい子」でいました。

中学生になって、母親とおじさん、マミさん、弟との生活が始まりました。おじさんとの関係は悪くはなく、むしろ「よかった」とマミさんは言います。しかし、おじさんは「マミさんたちのお父さんにはならないからね」と言っていたため、マミさんは弟と2人、「うちらにはお父さん、いないよね～」と言い聞かせながら、4人の生活を送っていました。高校・大学・専門学校と、ときがすぎていきます。表面上は誰の前でも「穏やかなマミさん」を演じながら、本当は「誰にも言わずに摂食障害にのめり込んでいた」とのこと。唯一、弟にだけは、吐く姿を見せられました。弟は、マミさんが全部を見せられる存在でした。

大学時代から、インドネシアをはじめとした、東南アジアをぶらぶら旅するのが好きだったマミさん。お芝居の専門学校を卒業後、バックパッカーとして、1年間、放浪の旅に出ます。旅の途中で、タイマッサージとバリ舞踊に出会いました。

タイに行ったら、タイマッサージが妙に気になって、なんか、体からっていうのが。そうだ、バリ舞踊とかも。小っちゃいときの体験は、ほんと、2歳とか3歳のときに触ってもらったとか、覚えてないんだけど、なんか、そうなんだよね～。小学校に行くときとか、ストレッチをするのが好きだったりとか、お風呂に入って、血の巡りがよくなってる感じが好きだったりとか、ある一点を見て、ボーっとしてるとか。なんかね、血流の感じがわかるのが、自分で感じるのが好きだったりとか、なんか、前からよくわかってたんだよね。それで、タイマッサージをやってみて、呼吸に合わせてやっていくと、なんで私、こんなに心地いいんだろうってなって。わあって思って、なんて安らぐんだろうって。私の体、今、ここにいていいんだっていう安心感を得たんだよ。

その後、バックパッカー時代に知り合った男性と再会し、結婚へと至りました。しかし、新しい命を授かったとわかったとき、マミさんは真剣に考えました。肩からかけたハンモックのなかに眠る娘の顔を見ながら、「この子を生んで、私は死のうと考えた」と言います。だんなさんのことはたしかに大好きです。でも、自分は家族を知りません。家庭というものを知りません。もちろん、摂食障害の症状も治っていません。治っていないどころか、今がピークかもしれないと思うほど、1日に過食嘔吐が何回というほどひどいのです。「私なんかが母親になれるわけがない」だんなさんに告白しました。だんなさんもオロオロするばかり。だんなさんは「ふつうの人」だから、オロオロするのは当然です。でも、だんなさんには、お父さん、お母さん、お兄ちゃんがいました。周りには親戚縁者もいました。マミさんがこれまで知らなかった「家族」がそこにはありました。

娘が生まれたころから、遠くにいる母親からしばしば電話がかかってくるようになりました。母親はガンを患っていました。「痛いの、苦しいの、助けてほしい」。マミさんは、電話越しの母親の声をうとましく感じました。「何を今さら。私がしんどいとき、寂しいとき、助けてほしいとき、あなたは私に何もしてくれなかった……」とは言えません。マミさんは、頻繁にかかってくる母親からの電話に、ただ受話器を持って、恨みと怒りと悲しさと闘っていました。——やがて訪れた母親の死。「お母さんは、私の恨みの感情とか、怒りの感情とか、そういうの、全部、まとめて天国に持っていっちゃった……。とにかく、私は、だんなさんと娘と3人で、ずっと笑っていたい。それだけです」。

自助グループで話すことも必要。病院で治療することも必要。今度は、身体《からだ》を動かしてみるとどうかな。タイで出会ったタイマッサージやインドネシアのバリ舞踊で得た、あの「心地よさ」を思い出しながら、マミさんは身体からアプローチし始めました。やり続けていると、身体と対話し、向き合うことが、日課になっていくそうです。やがて、踊りの練習が、身体との信頼関係を取り戻すための時間になっていきました。マミさんには、身体からアプローチすることが、感情や状況に振り回されないようにするために欠かせない術になったのです。

マミさんは本格的にヨーガの勉強をし、教える立場にもなりました。いつのまにか、「吐かなくなった。大丈夫かも、私」。

ただ、もう、毎月、生活費がないのに苦しむ生活を何年かしてたんだけど、たぶん、もう、ほんとにこの苦しみは嫌だと思ったの。症状のことより、毎日の切羽つまった、この、なんというか、それが嫌になって……。やれ、だんなさんのお母さんとか、最初のお父さんにお金借りるの、嫌だったし、ほんとにもう嫌だって思って。それで、食べ吐きしないように、ゲームに置き換えたり、ご飯ばっかり食べたり、1日中お風呂に入ってDSやったりしてたんだよ。そしたら、「ああ私、これやってたら、時間がつぶせる」って思っ

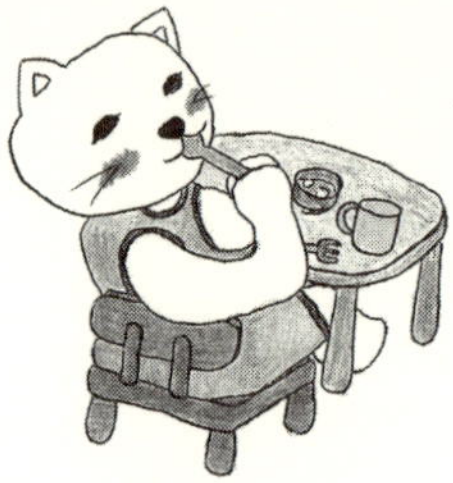

たんだよ。それで、けっこう過ごしたら、心療内科のカウンセリングで、３ヶ月経って、「いやあ、もう、いいですよ。それは依存じゃないですよ」って言われて、「食べ吐きがすべてだと思ってた生活から変わったんですよ～」って言われて、「そっか～」って。お医者さんが言うなら、「そうかもしれない～」って思って。「自信を持って、ゲームにのめりこんでいい」って。ははは。そうなんだよ～。そうそう、お金がないの～。あれが大きいわ。

こんなふうに笑いながら言えるのは、症状がなくなった証拠でしょうか。ヨーガを教える立場になれたほど、余裕が出てきた証拠でしょうか。たしかにその面もあります。ところがマミさんは、「症状がなくなってから、それまでは見ないようにしていたものが、見えてきちゃうようになった」と、戸惑いを隠せません。それは、「お母さんが亡くなったときに、全部持っていってくれたように思ってたものよりも、もっと奥深いもの」だと言います。

マミさんの言う、「奥深いもの」とは、何でしょうか。ひとつは亡くなったお母さんへの想い、もうひとつは離れて暮らすお父さんへの想いのようです。先述したように、マミさんは、自分の摂食障害の原因はお母さんだと信じて疑いませんでした。しかし、冷静になって、お母さんのことを振り返ってみると、「お母さんのしてくれたこと、こんなにあったんだ」と気づき、「いい親子関係だったんじゃないか」と安心感を得ました。と同時に、「お母さん、もう死んじゃってるのにさ。なんか、切ないな」と感じたそうです。さらに、マミさんにはずっと気になっていたことがありました。中学生のとき、お父さんと離れる際、お父さんからマミさんは聞かれました。「マミは、今から、お父さんとお母さんがどうなったらいいと思う」と。マミさんは答えました。「お父さんとお母さん、別れた方がいいと思う」と。それを言ってしまったことに対して、「ものすごい後悔」と「自分は加害者だ」という罪の意識がありました。そのことに気づいたある夜、マミさんはお父さんに「ごめんね」と電話しました。お父さんは、「お前、今、幸せだろ。今、幸せなんだったら、全部、これでよかったんだ」と言ってくれました。マミさんは、「ああ、そっか、よかった」と思えました。摂食障害の症状は、このような想いをマミさんに気づかさぬよう、マミさんを守っててくれたようです。

食べ吐きがあったときは、はあ～ってなって、ああ、また、がんばんなきゃってなるじゃん。でも、そのときに、そういうので、自分をすごい保ってたような気がするんだよね。ああ、私、今、ちょっとたいへんだけど、また、がんばんなきゃ、みたいなので。なんとかしなきゃ、みたいなところで……。なんか、ほんとは（自身のことを）見たくなかったんじゃないかって。すごい自信がなかったとか、すごい嫌いとか、すごい感情に振り回されてるとか。ようやく、そのコントロール法がわかってきたけど、見ないようにしてたものの多さに気づいたみたいな感じかな。だから、最初、こんなにいろいろあったのに、気づこうとしなかったんだあって思って、症状がなくなってからの方がつらいなあって思った……。でも、そのときに、身体から入る方が、感情のコントロールも、やりやすかったから、だから、ヨーガの方にいったんだと思う。

「当事者の人だけじゃなくって、その家族の人たちも一緒に参加してくれるといいな」という思いで始めたヨーガ教室。マミさんは、「自分はヨーガでよくなった」という前向きな気持ちと、もうひとつ「子育てができなかった」という劣等感を抱えながら、現在、「摂食障害って、なんか、切ないな」といった自身の根本と向き合っている最中です。

この前、ヨーガの教室に何人か来てくれて、なんでこんなに緊張するんだろうって考えてみたら、来るのってママさんたちじゃん。で、自分はけっきょく精神疾患を持ってたから、子育てができなかったわけじゃん。で、劣等感を持ってる。……摂食障害ってなんか、切ないな。周りのことも見えなくて、でも、本人はすごいしんどくて、どうにもならなくて、すごいそうそう、切ない感じだな。摂食障害は、自分も含め、周りの人たち含め、なんか、切ないな。

あのとき、マミさんに「生きる道」を選ばせ、ハンモックのなかで眠っていた娘は、今、ママの隣にすわって、クレヨンでお絵描きを楽しんでいます。「症状がなくなってからの方が生きづらい」と気づいたマミさん、これからどんな発見を重ねていくのでしょうか。

◯ポストモダンを語るサナさん：「私2世を作っちゃいけない」

サナさんは酒豪です。ビールなら朝飯前、日本酒に焼酎、あれよあれよというまに瓶が空っぽになっていきます。顔色はいっこうに変わりません。きっと側にいる小学生の娘と将来、盃を交わすのでしょう。そして、きっと娘の方がサナさんを上回るのでしょう。

サナさんは自分が摂食障害だと気づかないうちに、結婚・出産をしてしまいました。「気づいていたら、きっとできなかったと思う」と振り返ります。大学で美学の道に目覚め、当時おつきあいをしていた男性（今のご主人）と共に大学院生となって研究者の道を歩み始めていました。その最中で妊娠がわかり、「ホッとした」と言います。「たしかに研究を続けたいという気持ちはあったし、一人で勝手に好きな研究をしているのは大好きだったんだけど、研究者っていうと、他人《ひと》と言い合いをして、勝たないといけないみたいなイメージがあって、私、そういうのは苦手で、だから、私には無理って思って。それで、お母さんになろうって決めたの」。サナさんはお母さんになりました。

ご主人は学生。サナさんはお母さん。経済的にやりくりするのはサナさんの仕事。サナさんは乳飲み子を託児所に預けながら、工場へ働きに出ました。朝、ご主人を送り出して過食。昼間、休憩時間に娘の顔を見に行った帰りに過食。夕方、仕事を終えて、ご主人が帰ってくるまでに過食。夜は娘を寝かせて、ご主人に気づかれないように過食。ご主人が学生を卒業したころ、第2子妊娠。男の子を授かりました。今度はお姉ちゃんに弟を見てもらいながら、過食。体はヘトヘトでした。お姉ちゃんはそろそろ「お母さん、なんでいっつもトイレに駆け込むのかなあ、しんどいのかなあ」と気づき出しているかもしれません。でも、サナさんにとっては、それが中学生からの習慣でしたし、摂食障害という「名前がある病気」だとは気づかないでいました。

私は、だんながいないときに、台所に隠れてめっちゃ食べるんですよ。子どもがいると、歯磨きも満足にできなくって、でも、このままではずっとズルズルいくと思うんです。だんなにも子どもにも見られたくないけど、子どもがおるから、「こっち来るな」とも言えないし、ゲートとか張りたいくらいなんです。

テレビ番組を見たときでしょうか。ファッション雑誌を見たときでしょうか。サナさんは、何かの拍子にたまたま自分がしていることが摂食障害だということに気づいたそうです。気づけば早いです。ネットサーフィンで摂食障害情報をおおよそ把握。やせ願望、両親の不和、優等生、自尊心の低さ……、「全部あてはまる〜、私」。

そして、サナさんの頭を一番によぎったのは「世代間連鎖」。思い返せば、私のお母さんも「太るの嫌」とか言ってたっけ。娘が危ない。娘にうつしちゃいけない。私の代で止めなきゃいけない。

ママになったときの摂食（障害）の悩みと、独身のときの摂食（障害）の悩みって、やっぱ、ちょっと違うんだよね。違う。独身のとき、わかんなかったけど、わりとなんとかなるねんな。摂食（障害）にどっぷり浸れるというか……。逆にママになっちゃうと、子どもが小っちゃければ小っちゃいほど、症状に浸れない、浸ることもできない。もう、自分だけでは、食べてもいられへんし、吐いてもいられへんし、全然違うって。ちょっと共通してる部分もあるんだけど、違う部分もある。みんなのご飯とか作ってあげなきゃいけないのに、自分の食べるものがぐちゃぐちゃなのに、人に作るなんて。このままやったら、ほんまに私2世（を）作るって。最初のうちは、そればっかりやった。

サナさんの父親は医師、母親は薬剤師。父親は仕事一筋で、とても忙しい男件でした。サナさんが、高校生のときに亡くなりました。母親は仕事をしながら、4人の子育てをし、ひじょうに教育熱心な女性でした。今は一人暮らしをしています。4人きょうだいの一番上であるサナさんが、母親の父親に対する小言を聞く役まわりに徹しなければならないのも自然な流れでした。母親の教育熱心さも手伝って勉強がよくできるお姉ちゃん、周りからの評判もとても良く優等生のお姉ちゃん。だけど、サナさんは「いつも寂しかった」「自分に自信がなかった」「愛情とか、家庭のあったかさとか、私はもらってこなかったような気がする……。だから、私がもらってないものを、私が子どもたちにあげられるわけがない」「自分の食べ方もめちゃくちゃなのに、子どもに何をどれだけ食べさせればいいの」「くれー、くれー、ばっかり言うけど、私にはあげられない。だから、他の人のところへ行き」「ママ友は若くてきれいな人ばっかりで、私なんかが親でごめんねって思う」。

サナさんには、ご主人と共に学び歩んだ、「多様性を認める」「大きな物語ではなく小さな物語を」、というポストモダン（近代の合理主義的傾向を否定する考え方）の思想が根づいています。ご主人は、摂食障害への理解がないわけではありません。ただ、「俺はわからん。だから、俺に聞かないでくれ」と、きっちり線引きをしてくれるものですから、サナさんは自分でなんとかするしか仕方がなかったのです。もともと学問することが好きだったサナさんは、専門的に摂食障害の知識を学ぶようになりました。専門書に目を通したり、翻訳の出ていない英文にチャレンジしたり、学会などにも足を運ぶようになりました。「なぜ、摂食障害になっていない人（医師や心理士など）なのに、私よりも、摂食障害の人の気持ちがわかるのか」と感激を露にしながら、「もっともっと学んでいきたい」と志が高いです。

では、サナさんと母親との関係は、その後、どうなったのでしょうか。

私、親には（自身の摂食障害のことを）言ってないんです。言ってもしようがないなって。でも、虐待されてきたわけではないので、なんで私なんかが（摂食障害に）なったんだろうって、おこがましいような気がして……。摂食障害になるなんて、なるべくしてなったような環境があって、なるしかないだろうなって環境でなるものだと思うんですよ。そんなに、こう、不幸な環境ってわけでもないし、でも、なってしまったんですけど……。上京してから、あんまり実家に帰ってなくって、距離を置いてたんです。100％親のせいって思っているわけでもないんです。ちょっと何を言いたいのかわからなくなってしまった……。でも、（親に）言っても仕方がないやって思ったときは、「ちょっとふつうになれた」っていう感じだったんですね。

こうして、サナさんは、摂食障害と向き合うのはしんどいから（もう、じゅうぶん向き合っているから）、それ以外のことに目を向けるよう、2つの提案をします。ひとつは仕事です。

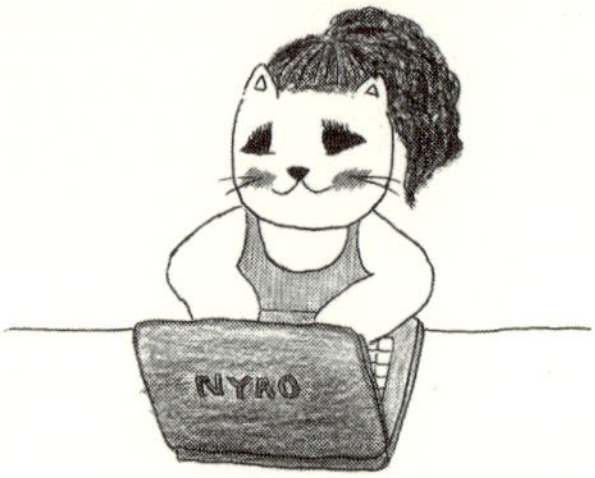

私が摂食障害と、並走するところまでなんとかこれたのは、仕事です。摂食障害を、ひとまず置いておいて、子どもを預け、仕事してみると、少し落ち着きました。私の仕事は、ルーチンワークなので、合う、合わないがあると思いますが、摂食（障害）の人に向いてるんじゃないかな。接客は、ちょっとしんどい。あまりにも責任ある仕事だと、つぶれてしまう。作業をこつこつこなして、時間をやりすごすとか規則正しい生活とかいいのでしょうね。過食費も、稼げるし、空白の時間恐怖から少し逃げています。いつまで続くかなあ、できるかなあ、って毎日思ってる。なんとか続けたいです。

もうひとつは「おたく」話らしいです。食べ物以外に夢中になれること、そして仮面をたくさん持つことをサナさんは積極的に提案します。

私は、いま、超おたく。おたく仲間とネットを通じて萌え話をするのがとても楽しいです。ここには日常の愚痴はなくて、ただひたすら「好き」を叫びます、これがとてもいいセラピーになっている気がしています。……趣味の活動も、また、全然違った友だちの集まりで、そこにいると自分のキャラが変わっているのがわかります。キャラ、仮面、むしろたくさん持ってみたらどうでしょうか。キャラって、実は自分じゃなくて、だいたい環境によってつくられるでしょ。ひとつのキャラだと疲れるから、積極的にぶれてみませんか。

さて、そんなあゆみのなかで、サナさんには新たな悩みが浮上してきました。「私は女性なのか」という問いです。結婚もしています。出産もしています。しっぱなしではなく、家事も育児もそれなりに毎日こなしています。でも、なぜなんでしょう。「子ども産んだとき、この痛み、女だけ？　男ずるい、って思ったし、仕事イコール男になるのもしゃあないなあって思った」と言いつつ、サナさんは、どこかで自分の選んだ道に複雑な思いも抱えているようです。

なんか、子どもはかわいくないわけじゃないんだけど、どっかには専業主婦にはなりきれんって言ったことと絡んでて……。女の人って最終的には結婚しちゃったら、逃げれるというか、自分がこれしなきゃっていうのじゃなくって、だんなさんのお給料で食べていける。それはちょっとずるいのに、権利ばっかり擁護するっていうのは、あんまり好きじゃなかった。でも、自分のなかでは、そういうずるいとこ、やっぱりちょっとはあるのかな。

また、ご主人の育ってきた家庭が、専業主婦のお母さんとサラリーマンのお父さんだったせいか、「家事は女の人がするのが当然」「私がそのことをとやかく言うのは好きじゃないみたい」といったご主人の志向もあって、サナさんの複雑さは拭いきれません。とはいうものの、主婦、母親といった女性役割のみならず、「女性は、細くきれいでいなければならない」といった社会からのプレッシャーにもサナさんは疑問を抱いています。しかし、個人単位では疑問を抱きつつも、「世代」として敏感に感じざるを得ないため、「私たちは、いつまでも休まらない焦燥感に駆られているのではないか」とサナさんは分析します。

やっぱり若いころは、勝手に細くないといけないとか思ってて。でも、ママになっても、今、ぜんぜん変わんないんだよ。ええ〜って。魔女、魔女だよ。なんでもなく見てたら、ああ、きれいな人、でいいんだけど、うちらの上の世代は、ものすごい美容に熱心か、それか、ぜんぜん気を遣わない人になってて、このままだったら、いつまでも休まらへんなって。別に競ってるわけじゃないけど、そう思うと、やっぱり女性性と関係あるんかなって。どうかなって。

こうして、ママたちとのやりとりを経て、世代間連鎖については、「今はちょっと変わってきた」と言います。

子どもなんて、お母さんが何食べてるか、あんまり見てへんのやから、あんまり責めんとこう（責めないでおこう）って。まだまだご飯を作るのはお母さんの仕事やなって思うから、それをしてる人が食べ方がおかしいと、なんとかせんとあかんって。私がこんなんやったから、そこばっかり考えてたけど。でも、子ども自体は、私が食べてようが、お皿洗ってようが、あんまり気にせんと食べてるなって。そう思うと、すごくよくなった。よくなってきてるっていうか、なんか、だいぶん、変わってきた。

当初、「回復したら焼肉を食べに行こう」と意気込んでいたサナさん。酒豪っぷりを発揮する年の瀬を迎えるたびに、「そろそろ（焼肉を食べに行く）時期が来たかな」とは思うものの、まだ実現に至らない微妙な心境を抱えているようです。と言いながらも、昼間っからビールジョッキを、あれよあれよという間にあけている姿を見ると、わざわざ焼肉屋へ行く必要もないように見えます。側にいる娘も、少し呆れ顔でサナさんを見つめています。

○当事者・専門家であるサトさん：「親をあきらめようって」

サトさんは精神保健福祉士という、いち専門家です。クライエントとの共同の物語を、ときに涙しながら、ときに厳しく突き放しながら、日々紡ぎ出しています。「摂食障害は命にかかわる病気。生半可な気持ちで手を差し伸べてはならない」と、上司や先輩たちにも物怖じせずに言うべきことをはっきり言います。「私は口が悪いから」と前置きしながらも、ピシっとやってのけるその姿勢には、専門家を志す多くの人たちにも、先輩として伝えるべきことを口酸っぱくして伝えようとする姿がうかがえます。また、学生のころから10年あまり、摂食障害の家族会の世話役に従事している経験から、親の立場の人たちに対しても「口を開けて、ただ、専門家の話を聞いているだけ、うのみにしているだけ、頼ってばかりではダメです。自分から積極的に動かないとダメです」と手厳しいです。

では、当事者に対してはどうでしょうか。――「私はずっと摂食障害でした」。家族会の世話役に従事して7年目の折、サトさんは初めてカミングアウトしました。震えながら、必死で一言ひとことを絞りきるようにして発しました。その発言に誰もが驚きました。それまではキリっとした専門家のお姉さん。中途半端なことを言えば、ピシっとやられてしまいそうな鋭いオーラを醸し出していた専門家のお姉さん。「え？　あの、お姉さんが、摂食障害だったなんて……」。その場を共有した誰もが自分の目を、耳を、疑いました。「（サトさんの発言の前にみんなの前で発言した当事者の声を受けて）彼女たちの勇気に、私も背中を押されました。だから、（「摂食障害でした」と）言わずにはいられなかったのです」。涙ながらにカミングアウトした姿は、凛々しく格好良く、「たくましいなあ」「知らんかった（知らなかった）わあ」「わからんもんや（わからない）なあ」、周りの声が聞こえます。

しかし、たとえ「摂食障害でした」という過去形であっても、そのほかの場所では、サトさんがその一言を発することはできません。サトさんのポジショナリティや彼女をとりまく環境が、それを許しません。いや、環境だけではありません。サトさんの生い立ちが、それを口にすることを許していません。

父親と母親はすごい仲が悪かった。だから、小さいころから、そういうもんが家族やって（思ってた）。お母さんはポリオで、体が弱くて、こけたらすぐに骨折とかして、歩けなくなるって言われてて、子どもを産むのはすごいリスクで、「産んだら死ぬ」って言われたらしい。母はすごいおじょうさん。結婚して、「生活のレベルがすごい落ちた」ってよく言ってた。母親は結婚したときからずっと離婚したがってた。「死にたい、死にたい」っていうのを私が20歳になるまでずっと聞かされてて……。父親は不器用な人で、仕事とギャンブルで家にいない。うちは母子家庭？　って、よく思ってた。パチンコ、麻雀、高校野球、サッカー、競馬、競輪、それしか楽しみがなかった。で、これが元で、家で母親といっつもやりあうから、言い合いとかじゃなくて、もう、すごいけんか。ポリオは仕方ないなって思ってたけど、子どもに「死にたい」っていうのは、やっぱり……。

友だちには恵まれていたものの、近所づき合いや世間体の騒がしい、いわゆる村落共同体で育ってきたサトさんは、摂食障害を発症した高校時代、自身が摂食障害であることをひたすら隠していました。「最初は、急に吐こうと思って」と、一列に並んだ100円のお菓子を食べて吐いたのが始まりだったと記憶しています。「勉強できなくっても楽に捉えられたらよかったのかもしれないけど、この町から抜け出すには勉強しかなかった。だから、やせたいとか、きれいになりたいとかはなかった。それに田舎やから、全然情報がなくって……」と振り返ります。「どこかへ消えてしまいたかった……」。

その後、過食嘔吐と共存しつつ、受験勉強をなんとか乗り切り、いよいよ憧れの大学へ入学。「家は大嫌い。家が嫌やから、出たかった」と、実家から離れました。そして、摂食障害を専門に研究している先生に出会ったのです。自身の摂食障害のことを話したわけではありませんでしたが、「信じてもいい……」、サトさんが初めて絶対的な信頼という感覚を得ることができた出会いでした。

そして、物理的に離れることによって、ほどよい距離がとれるようになった両親に、ようやく自身の摂食障害のことを言おうと決意し、それを実行しました。

家に帰ったときに、「聞いてほしいことがあるんや」って言って、家族に（自身の摂食障害のことを）言ったんやけど、両親は困った顔してて、「何それ？」みたいな感じで。だから、もう「あきらめよう」って。家のせいにしたい気持ちもあったけど、でも、もう「あきらめよう」って。

また、妹に対してもつぎのように伝えたそうです。

あんた、知らんやろ。あんたは知らんやろけど、母と私しか知らんことがいっぱいあるって。でも、（妹は）「私に（お姉ちゃんの摂食障害を）受け入れることは無理」って言った。「この家は変やと思う」って妹が初めて言ったのは、私よりずっと後やったと思う。その歳まで思わなくてすむなんて、なんて幸せな性格だろうって。でも、数年後には、ある意味、役割分担するようになったけど……。

こうして、サトさんは、家族へ理解を求めることを、「きれいさっぱりあきらめた」とのこと。家族会に来ている親を見ると、うらやましさもありましたが、「ここに来て勉強してる時間があるんやったら、子どもと一緒に居てあげてって。ここに来てるのは、あなた自身の自己満足のためでしょ？」とも思うようになったのです。

そんな勢いもあってか、「先生のもとで、もっと専門的に学んで、援助職に就きたい」と、必死に勉強を始めました。「どこかへ逃げたい……」と考えていた大学受験のときとは明らかに違います。「この先生のもとで学びたい」と、目的意識は明確でした。専門知識を得たおかげで、いつのまにか、過食嘔吐の回数も減ったような気がします。しかし、「母親は、先生に（娘を）盗られたみたいって思ってた。家に帰ってきてほしいっていうのがあったみたい……」と思い巡らします。

「専門家」と「当事者」、両方のライセンスを持つサトさん。きっと他者《ひと》は、「だからこそ、あなたは当事者の気持ちが誰よりもわかるでしょう」と言うでしょう。しかし、サトさんは両方のライセンスを併用しません。「専門家はあくまで専門家」、その線引きを明確に、絶対に枠を崩しません。クライエントに対して、「今、私が「私も摂食障害でした」と言えば、その場での関係が密になるかもしれない」と感じるときほど、突き放します。「答えはその人のなかにある」ことを信じているからです。さらには、「当事者だからこそ、あなたのような人が専門家になれば誰よりも患者さんの気持ちがわかるでしょう」という意見にもはっきり「No！」を突きつけます。「わかる」だけで「仕事」は務まりません。

（その仕事にたずさわる人で）「当事者」って言える人はすごい人やと思うけど、私は仕事をしていくうえでは、ちょっと言えへんかな。自分の問題解決に、仕事を使わないでねって。「すごいね」って言うぐらい、まだ、（専門家の間で）摂食障害に対して理解はないと思う。それで、患者さんとの関係がやっていけるかって。なんか、失敗とかしたときに、そのせいにされてしまう。……だから、（自分が摂食障害だとは）絶対言えない。この症状を持ってる人は、「頭がおかしい」とかって言われる。（専門家に）なったんやったら、なった以上は、病気のせいにはしたらあかん。それは仕事として割り切らなあかん。専門家って、何か自分に問題抱えてる人が多いと思うけど、なった以上は言うたらあかん。

そうは言うものの、サトさんが専門家を目指した原動力は、自身の経験に基づくところが大きいです。

そういう意味で、この仕事を選んだ理由は「自分のため」だとはっきり言い切ります。

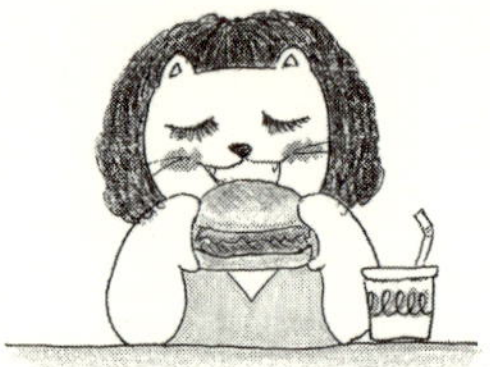

誰かの役に立ちたいっていうより、自分のため。……どっかで、せっかく生まれてきたんやったら、こんなにしんどい思いをしなくってもいいんじゃないのっていう気持ちがある。生まれてきたんだったら、しんどいことも苦しいこともあるだろうけれども、せっかくなら楽しいって思えることがあるといいなって。でも、それは私が誰かにしてもらいたかったことかもしれない。自分のしてほしかったことを、人にしてるのか、自分の欲求を満たすための職種なのかは、わからないけれども、それが原動力になってるのはあると思う。

こうして、謙虚さとプライドを持ちながら仕事を続けてきたサトさんは、上司や後輩から「できる人」「頼りにされる人」となっていきました。また、ほかの人なら上司に言いにくいようなことでも、サトさんははっきり口にするため、自身でも、「だいたい私の言うことは聞いてくれる」と自覚しています。「ワーカホリックかもしれない」と言うぐらい懸命に働くサトさん。実は、精神科に通い、睡眠薬と安定剤を常備しながら、仕事に従事しているのです。いつのまにか、卒業をしたはずの摂食障害でしたが、卒業してから、それまで隠されていた希死念慮が姿を現すようになったこともあります。「これでもダメか、これでもまだダメか」。摂食障害からの卒業にあたって、サトさんはもがきにもがいていました。「摂食障害が終わってから、あなたのすべてが始まるんです」と、サトさんの恩師は言います。しかし、どんな道があるのか、どんな道を歩めばよいのか、師は教えてくれません。摂食障害が終わってから、つねに「死」を意識しながら生きねばならなくなったサトさんにとって、恩師の言葉は唯一の希望であり、唯一の救いであります。そして、それは、サトさんが「信じる」ことによってのみ支えられている希望であり、救いであります。それはサトさん自身が一番わかっています。

症状がなくなってから大変とかってよく言うけど、ほんまにたいへんやったなって。そのたいへんさは、なんというか、当時のような波があるわけではないし、なんとかなるっていうのはあるんやけど……。症状がなくなってからの方が、やっぱりどうやって生きていったらよいのか……。で、カウンセラーに言われたのが、「症状があなたを守ってくれたのかもしれないね」って。自分でもやっぱりそれは思う。でも、もう一回過食嘔吐？　それはもういい。もういい。しんどい、しんどい。あれはしんどい。もう、笑ってしまう。ほんま、よう（よく）、やっとった（やってた）わ。

病気の真っ最中には、周りのことなど考えられるものではありません。それは、サトさん自身も経験してきたことです。しかし、摂食障害だった自身を「大切でいとおしい」と思えるようになったサトさんは、今、母親に対して、つぎのように思うそうです。

家庭のイメージが悪かったから、結婚願望は、前はぜんぜんなかったし、私が子どもなんか産んだら、絶対おかしくなるわって。今は、安心できる場所がほしい。母とはうまくいっていなかったけれど、「子どもは産めない」と言われていた体で産んでくれたこと、それだけで今までのことはじゅうぶんと思うようになりました。……母親に認めてもらいたい気持ちがあるのだと思います。

「他者《ひと》のせいにしてはいけない」。怖いぐらいにサトさんは一貫しています。また、それに気づくまで時間がかかることをじゅうぶん知っていますし、その時間を誰かが奪うようなことをしてはならないことも知っています。当事者として、あるいは専門家として、サトさんはその人（カミングアウトできない当事者たち）を信じて待っています。

○通過儀礼として親子関係を振り返る

6名のあゆみを追っていくと、家族と二人三脚であゆむ様子、原家族と新しい家族のはざまで揺れ動く様子、新しい家族を築いていく真っ最中の様子など、彼女たちがあの手この手を使って生き抜いている姿を確認することができました。その生き様は、どれほどのエネルギーを内に秘め、日々闘っているかを体現しており、彼女たちの胸の痛みと穏やかさの内側を少しだけ知ることができました。そして、どうしても家族との関係が気になるというか、親に原因があろうとなかろうと、親が目の前にいようといまいと、やはり当事者にとって、家族（とりわけ母親）は絶対的な存在であることを再確認することになりました。

親との関係を振り返ることは、人によっては親を責め、いっとき関係が悪化したかのように見えることもあります（実際、悪化することもあります）。人によっては関係の修復以前に、親をあきらめざるを得ず、別の手段や道を模索することもあります。しかし、彼女たちの声を聞いてみると、「親のせいで私がこうなった」と言うのは、親に「大丈夫」と言ってほしい気持ちの裏返しなのかもしれないということに気づかされます。また、完全にあきらめることはできずに、「どこかで見守っていてくれる」と期待しながら、両義的な感情を親にぶつけたり、その思いを秘めながら生きていく姿が見えてきます。そして、親に対して、「私のことを心配するぐらいなら、自分のことを大切にしてね」と、笑いながら気遣う人も出てくるのです。子どもが親を超えてしまった証拠でしょうか。

そうなのです。子どもは、殊、摂食障害に限っては、すでに経験的にも知識的にも、親を超えているにもかかわらず、やはり「親からの承認」を求めるのです。また、(初期の)原因追求の過程で、一度は「親が悪い」と避難するにもかかわらず、「いざ」というときには(つまり、ときが経てば)、「親を悪く言わない」「親を擁護する(守る)」のです。この2つの事実から、私は、摂食障害を、つぎのようにとらえるようになりました。

摂食障害とは、親子関係を見つめ返しつつ、もはや親の元に帰ることのできない一人の人間として、どう生きるか、生きていきたいか、といった自分自身へのチャレンジ、目標設定、課題を考えさせてくれる術ではないだろうか。摂食障害は、「食に対する病」というだけではなく、一人の人間の「生き方追求の手段」とみることができるのではないだろうか。(しかしながら、あまりに「厳しすぎる」生き方追求の手段であることは確かです。)すべての人が何らかの形で通らなければならない、考えなければならない道を、たまたま摂食障害という道で歩んでいるだけではないだろうか。さらに、その道の途中では、もっとも身近で基本的な(原)家族(親子関係のあり方)を見直す大切な寄り道が必要とされているのではないだろうか。それゆえ、摂食障害の当事者もまた、前章で述べたように、家族の力をどこまでも信じた家族、家族であることをけっしてあきらめなかった家族、と言えるのではないだろうか。

やがて、「互いに依存してるだけではないか」と気になりつつも、「やっぱり（母）親が好き」、「感謝してる」、「自分を大切にしてほしい」という言葉が、自然な流れとして出てくるようです。それは何も、「よい子」を演じているわけではなく、それぞれが深く長い親子物語を経たからこそ、ようやく出てくる言葉のようでもあります。一時点ではわからずとも、継続的に追っていけば、その関係性の変容のあり方を社会化のプロセスとして捉えることができます。このことは、摂食障害に限ったことではないでしょう。

とはいえ、一人でこういった振り返り作業をすることはひじょうに孤独であり、困難を伴います。だからこそ、その作業を共にしてくれる他者《ひと》が必要なのであり、そこで発見した諸々の事柄を受け止めてくれる他者《ひと》が大切なのです。自助グループなどの同じ経験をした他者《ひと》同士が集う場には、こういった振り返り作業を促進させるメタメッセージ（あるメッセージがもっている本来の意味をこえて、別の見方・立場からの意味を与えるメッセージ）が流れているのかもしれません。それゆえ、私は親との関係を見直し、それを話すことが、回復へ向けての通過儀礼ではないか、と考えています。

○複合的アイデンティティへの気づき

また、つぎの3点についても確認できました。⑴摂食障害は思春期の一過性の病というよりも、生き方そのものを見出し、問い直す手段になっているということ（遷延化）、⑵症状がなくなればそれで万々歳でもないということ（症状がなくなってからの生きづらさ）、⑶彼女たちは、特別な能力を持っているというよりも、「自らなんとかしようとする力」、なんともならない場合、時期を経て、「他者とつながる力」を獲得しているということ、です。つまり彼女たちは、「唯一無二の私探し」をしているというよりも、たえず「変化していく私」「動いている私」といったアイデンティティの構築性に自覚的であるのです。このことはまた、私に「複合的アイデンティティ」への気づきをもたらしてくれました。それゆえ、彼女たちが本来持っている力やこれから身につけていこうとする力を誰かが奪ってはいけない、彼女たちを信じよう、という気づきを得ることにもなりました。

複合的アイデンティティとは、「誰でも、多くの属性をもち、多くの役割をもち、多くの所属集団をもつ」［宮地 ２００７］というアイデンティティのことです。たしかに、「私は私」「自分らしく」とアイデンティティの確立を謳うことは、自分の土台づくりには欠かせない作業です。どこかで、「当事者か否か」ということに囚われ、どのようなアイデンティティを持つことが当事者でなくなるのかという「私探し」に囚われていた私は、「私は何者であるのか？」を、たえず同定せねばならないと思い込んでいました（「思い込まされていた」という、周りからの圧力もありました）。ところが、「私探し」をあまりにも強調しすぎてしまうと、「自分さえよければ」「自分の家族さえよければ」といった他者排除の論理になるのではないか、「私探し」は「他者との差別（区別）探し」ではないか、とも考えるようになりました。やがて、あれほど「アイデンティティ」を求めていた私は、先の彼女たちやほかの場面でご一緒する人たちとのかかわりのなかで、アイデンティティからの解放と自由を求めるようになりました。「自分がどうあり／たいのか、自分がどこに所属し、誰を仲間として選ぶのか」［鄭 １９９６：19］。摂食障害をきっかけに、他者との巡り会いのなかで、「唯一無二の私探し」を超えて、「多様な私に出会える」おもしろさを知りました。

このようにアイデンティティの構築性を、他者とのつながりという観点から捉え直してみると、いち個人の問題から他者と共有できる問題へ、いち家族の問題からほかの家族と共有できる問題へ、「私」の問題から「私たち」の問題へとシフトしていることがわかります。より具体的には、「自分さえよければ」「自分の家族さえよければ」といった自己完結・他者排除の論理から、「私の問題は私たち社会・文化の問題である」という共同の物語として考えることが可能になります。逆に言えば、「私さえ治ればそれでよい」「私の家族さえ幸せならばそれでよい」ではとても収まりきれず、他者とのかかわりなくして、回復のプロセスを歩むことは不可能である、ということを再発見することにもつながります。「私らしい私」「ありのままの私」「かけがえのない私」など、「私探し」（アイデンティティの確立）に夢中になった後は、少し視野を広げて、〝I（私）〟の摂食障害を〝We（私たち）〟の摂食障害として認識することも大切なのかなと、私は彼女たちから教えてもらっています。

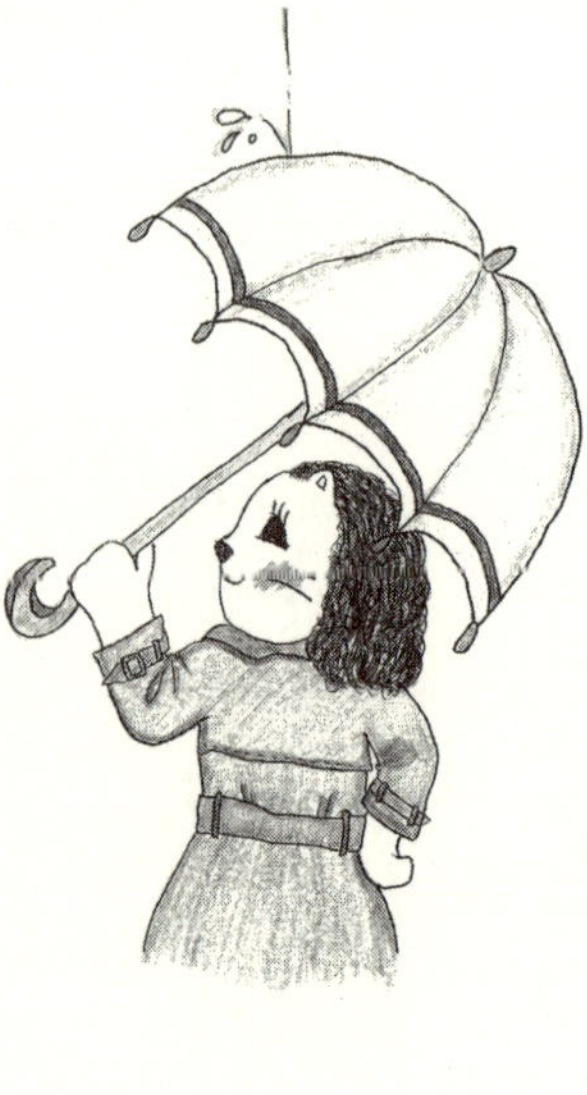

④ 自助グループ体験

全国各地にはいくつもの自助グループがあります。「自助（セルフヘルプ）」とは、「自分のことは自分でする」という独立・自立という意味と、「相互に助け合う」という互助・依存の両方の意味があります。これらを組み合わすと、「仲間同士が支え合うグループ」になります。自助グループに参加すれば、同じ問題を抱えている人同士、互いに問題を共有することができ、「一人で苦しむことはない」という気持ちをつかむことができます。

ところが、摂食障害の自助グループに特徴的なことは、専門家も当事者もともに、その営みの有効性を唱えながらも、懸念する側面を持っているということです。たとえば、「共感・共鳴し過ぎるので集団が捩れる」とか、「グループに典型的な行動様式があらわれる」とか、「何のために集っているのか」「傷の舐め合いではないか」といった批判もあります。実際に、グループ体験がかえって重篤な症状をもたらしたり、仲間とのトラブルで傷ついたメンバーが出た例も報告されており、「専門家が介入する自助グループこそ安定した自助グループである」という意見もあります。

しかし、グループは常に動いている有機体であるため、継続的にその変化を追っていけば、自ずと違った評価も出てくるはずです。また、顕在的な個別体験を、自助グループ一般論として語ることは、グループ本来が持っている潜在的機能(隠れているプラスの作用)を奪うことにも成りかねません。それを経ずして、「専門家が介入すべきグループこそが必要だ」と判断することは、自助グループたる由縁でもある対等な立場性を専門家が浸食することにもなり、結果として、当事者は古典的な治療関係でみられる権力構造の網の目から抜け出せなくなることを意味します。

人は集団になれば(他者とかかわれば)、肯定的あるいは否定的、両方の感情を経験するでしょうし、成功例あるいは失敗例、両方の体験をするでしょう。それは、自助グループであろうがなかろうが、摂食障害であろうがなかろうが、あらゆる社会集団や組織につきものです。本章では、そんな自助グループの魅力と危うさの双方を経験し、試行錯誤をくり返しながら、自助グループを担っている2名の女子リーダーの声を届けます。(なお、掲載にあたっては、それぞれ許可を得ています。)

○人とつながる＝社会とつながる＝世代とつながる

リーダーの一人目はココロさんです。ココロさんが呼びかけて生まれた自助グループには、「仲間とつながろう、社会とつながろう」という想いが込められています。また、これから大人になっていく子どもたちに、「私らみたいに摂食障害によって青春時代、ツライ思いをしてほしくない」といった世代をつなぐメッセージも込められています。「昔、とんでもなくひどい症状だった自分を助けてくれたのは、人のあたたかさだったり、つながっていてくれることだったりしたから、摂食障害について、自分ができることは何でもしたい。というより、私が何かせんといかんやろ」と、使命感に燃え、現在、高校や大学、市民活動の場でメッセージを伝える役割を担っています。しかし、その熱い眼差しの奥には15年以上にわたる摂食障害との闘いがありました。ココロさんのあゆみをたどってみましょう。

ココロさんが「神経性食欲不振症（拒食症）」と診断されたのは高校2年生のときでした。母親に説得されて病院へ連れて行かれ、そのまま入院することになりました。もともと少しぽっちゃりしていたココロさんでしたが、当時体重は34キロぐらいになっていました。

中学校までは、いちおう優等生で、親の期待は裏切ってないはずなのに、高校生のときに、親が望むよい大学に入るためのクラスに入れなかったっていうのが、（親を）裏切ってしまったって思って。「自分には価値がない」と思って。高校1年生のときは、もう仕方ないけど、2年生になって、クラス替えがあったときに、よいクラスの方に入ったらいいわと思って。そして、がんばって、ガリ勉を始めて。学校のある日だったら、学校で勉強してる時間以上に、家に帰ってからも勉強して。休みの日だったら、19時間ぐらい、あほみたいに勉強して。ああ、勉強せんと親の期待に添えない。ああ、勉強せんといかんねん（いけない）やん。って思ったついでに、「やせたらきれいになるわ」って思って、ダイエットしようみたいな。そしたら、数にとらわれだして、偏差値とか、体重の数値だけが気になりだして、やっぱり自信がなくなったというか……。

強制入院を余儀なくされたココロさんでしたが、「みんなして私を太らせようとしよる（している）」と、徹底的に反抗をくり返しました。とにかく病院が嫌、点滴も嫌、カウンセリングなんてもってのほか、きゅうりと氷しか食べない状態で1年ほど過ごしたといいます。体重は28キロになっており、自分には価値がないけれども、やせることでしか生きていく価値を見出すことができないと感じざるを得ませんでした。その後も「30キロ前後で、何の受験もできない状態だった」ため、大学進学はあきらめざるを得ず、専門学校へ進みました。ここで、実家を離れ、ココロさんは一人暮らしを始めます。ところが、「そしたら過食。爆発して、プツーンって何かが切れた」とのこと。ことはそう簡単に運びません。

自信がないし、自分は生きてていいかわからん人間やから、食べてはいけないって思ってて。でも、体は食べたいっていってるのを気持ちで抑えてたから。たぶん、体は元気だったんですよね。でも、気持ちの面で「おまえはだめだ、だめだ」って抑えてたから。一人暮らしし始めて、急に寂しい～ってなって。寂しいのと、自分はどこに行けばいいの、っていう感情が一気に吹き出してきて。食べないでいると時間ができてしまうので、食べることに走った方が時間を使うことができたので、時間をなんとかやりすごせる。そしたら、一気にコンビニ弁当5個買ってとか、夏だったらスイカまるごと1個買ってとか、大根1本買ってとか……。家に帰って、5時とか6時とかから食べ始めて、ずっとそれ食べて、ジュースも何本も飲んで。夜中じゅう、泣きながら食べて、お風呂も入らずに食べて、朝、学校に行かんといかん（いけない）、って思って……。よい子ちゃんだから、学校はどんなにしんどくても、ちゃんと行くの。そして、平気な顔をして、みんなと仲よくするの。

このような状態が3ヶ月ほど続きました。体重は80キロ近くになり、階段を上がることも、遂には動くこともままならなくなりました。「もう無理なんじゃ（なんです）」、ココロさんは母親に泣いて電話をしました。「少し長い目で見て、実家でゆっくりしよう」。学校には退学届を出しました。しかし、今度

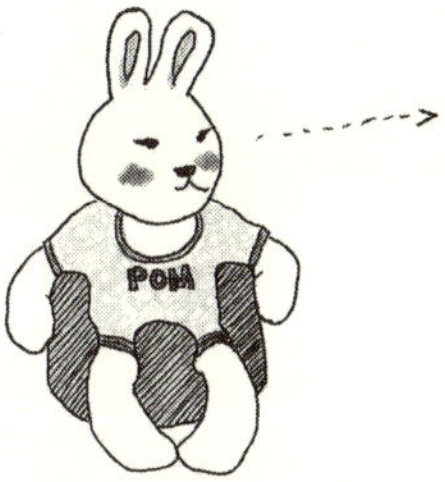

は「名札がない」所属感のなさが襲ってきました。

自分の社会的所属がすべてなくなった。小学生とかが集団登校しよん（する）のをみてたら、あの子ら、1年生やのに（なのに）名札があって、登校したら、靴箱があって、自分の教室に入ったら机といすがあるのに、私には何もないって。私はもともと自分が誰かがわからんから、こんなんなったのに、もっとわからんようになった。居場所がない。自分の部屋はちゃんとあるのに、親が「居心地のいいように」って部屋も模様替えして、カーテンも全部替えてくれとん（てる）のに、だめ。居場所がない。ますます自分が誰かがわからんようになって、自分のすべてを疑ってしまう状態になった。すべてを疑っているから、自分の名前すら、「これ、おかしい」って思って。で、21歳のときに、名前変える。親がつけてくれた名前が私には重すぎると思って、「この名前はおかしい。これ、私じゃないわ」って。……そしたら、気持ち的には楽になったんですよ。

こうして、ココロさんは「親に悪いな」と思いつつも、自分にぴったりフィットする名前を自ら獲得しました。とはいうものの、今度は、いわゆる過食嘔吐の嵐がやってきました。いったい家族はどのように対処していたのでしょうか。

最初は「やめとけ」って言ってたんやけど、でも、私は怒り出すし、（過食嘔吐は）止まらんというか、余計に食べてしまうし……。だから、見てみぬふりしてくれたみたいな感じで。私はもう、いっぱいいっぱいで、何か張り詰めたものを、いっぱい食べて、それを吐いて、時間をやりすごすっていうか、それをひとつひとつこなしていくっていう感じで……。ひとつひとつ、とにかく、1秒でも、やりすごせるっていうものの感覚でしかなかった。家族に「申し訳ないです」って思う余裕がなかった。家族は、なんで過食嘔吐をするのかはわからんけど、私の痛みはわかってくれていたんかな、と思う。そんな感じで……。

そんなココロさんに、25歳のとき、転機が訪れます。ある日、新聞社から電話があり、「シンポジウムであなたの体験談を話してくれないか」と。実はココロさん、実家に戻って以降、過食嘔吐の合間を縫って、自分の想いを綴り、それを新聞の読者投稿欄に何度か投稿していたのです。それをたまたま読んでてくれた読者が、ココロさんと「連絡をとりたい」と、新聞社に問い合わせてくれたのでした。

そこから人生変わったんですよ。新聞社から私のところに「こういう人がおるんやけど、体験談みたいなん、しゃべってくれん(くれないか)?」って電話がかかってきて、「え?」とか思って。でも、断れない性格やから……。それで、原稿30枚用意して、今、自分がしよる(している)生活のことを書いて、50分間、怖いのに泣きながらしゃべったんですよ。

打ち明けたら、あとは早かったです。彼らのサポートを得ながら、「仲間とつながろう、社会とつながろう」を合言葉にした自助グループが生まれ、ココロさんはグループの主催者となり、「人間的なつながり」を育む場をつくっていく役割を担うことになりました。ココロさんは、つぎのように「つながり」を定義します。

社会とつながるって、働くことだけじゃないっていうか……。まず、生きてるっていうのが大前提で、症状は持っとってもいい。でも、社会とつながっていかんと、やっぱり人との会話もできにくくなっていく。そしたら、人とかかわらんくなったら、ますます孤独っていうか、そしたら、また症状にも響いていくと思うから、どっかで社会とつながっておくほうがいい。働くっていうだけじゃなくって、バイトっていうだけじゃなくって、どっかの近所の人としゃべるでもいいし、どっかのグループに参加するでもいいし、ボラ(ンティア)してみるでもいいし、イベントにかかわるのでもいいし、そういうつながるっていうのがいるのかなって。摂食(障害)やからこそ社会とつながりがいるっていうか、そんなふうに私は思ってて。

今では笑いながら、「私は死にかけた」と口にするココロさん。現在、ココロさんの主催するグループでは、つぎのようなつながりが育まれている真っ最中です。

グループに来たときには「居場所がない」「無職」って言う子もいる。でも、一人が動きだしたり、何人か動きだすと、「私も」ってつぎの人が動き出す。そうなったら、グループの空気も変わっていく。家とグループだけの社会じゃなくって、一人が動きだすと、「ああ、あの子、がんばりよったんやな」って、そんな空気もあったりして、グループ自体が、なんか、活性化する。もちろん、落ちるときもあるんやけど、「私だけ、なんで?」っていう感じもあるけど、でも、そうしながら、全体的にみんなでアップしよるかな、って。

「みんなでアップできるようなグループ」、もちろん、その背景には、ココロさんの並々ならぬ努力が見え隠れします。グループの運営方法や雰囲気づくりに悩みながら、ココロさんは今、長年の夢だった

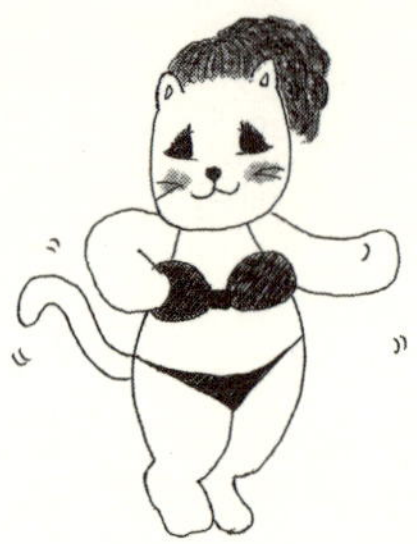

「全国の自助グループ巡り」を実行しているのです。各地で得た知識や技術やあたたかさを自身のグループへ持ち帰り、ココロアレンジを加え、「人間的なつながり」を育んでいきます。

私は、「自助グループをやってて、魅力的なことと、難しいことを、それぞれあげてください」とお願いしてみました。

魅力的なことは、まず、同じような体質をもち、社会的に同じような境遇を体験していたりするので、話の内容が共有しやすいことかな。だから、ざっくばらんに話を打ち明けやすい空気になる。それに、癒される言葉への感覚も似ているから、困っている人にすぐにちょうどいい言葉をかけてあげられる場合が多くて、救われる時間も早い。あと、人生の課題での不安なこと——たとえば、娘であること、母との関係、結婚、出産、夫のことなど——の女性目線での相談もできる。汚い表現言葉でも、そのまま表現しやすいし。

難しいことは、メンバー同士が比較対象になるし、嫉妬はつきもの。固まった仲よしグループでいようとするし、うまくいかなくなったら、修正がききにくい。それでもなんとか「仲よく」を装う、その緊張感が常にあるかな。

「なるほどね～」と、私は何度も首を縦に振ってしまいます。大いなる希望とさまざまな葛藤を抱えてココロさんがグループを維持されてきたからこそ、納得させられる鋭い分析結果が返ってきました。その華奢な身体の、どこにそんな秘められたパワーがあるのかとびっくりさせられるぐらい、ご主人と豪快に肉を頬張りながら、ココロさんの「つながり話」はエンドレスで続きます。そして、「こういうの、生きにくい状態だけど、充実した人生とでもいうのでしょうか？」と言うココロさんの視線の先には、地に足の付いた「つながり」がしっかりと見据えられていました。

◯みんなに任せよっと

もう一人のリーダー、ハルちゃんを紹介しましょう。

ハルちゃんもまた、自助グループの運営の仕方に悩んでいました。「私が呼びかけたのだから、私がリーダーのような役割を担った方がいいのかな」。いや、「自助グループとは対等な者同士の集まりだから、誰がリーダーとか、そういうのはよくないんじゃないか」。考え出したらトコトン考え出してしまい、モヤモヤ、モヤモヤ、延々悩んでしまいました。そして、ある日の自助グループ、初めて「ズル休み」しました。動物たちがたくさんいる自然豊かな牧場へ遊びに行き、そこでめいっぱい動物たちと戯れ、「とっても楽しい時間を過ごしました」。ハルちゃんは、自助グループで、「ズル休み」できる強さとたくましさを獲得していました。

では、ハルちゃんはどのようにして強くたくましくなっていったのでしょうか。その軌跡をたどってみましょう。

高校を卒業し、実家を離れ、専門学校でデザインを本格的に学んだハルちゃんは、希望していた雑貨のデザイン関係の仕事に就いていました。仕事はひじょうに充実しており、楽しいと感じていました。しかし、充実しているということは、仕事の中身がハードということです。毎晩、帰りが遅く、夜中の12時ころまで働くことが日常茶飯事でした。しだいに抑うつ状態がひどくなり、周囲の人たちが「何かおかしい」「精神的に危険な状態なのでは？」と察知し出しました。

間もなく、両親がハルちゃんを迎えにやって来て、実家に連れ戻します。ハルちゃんは、病院で「神経性食欲不振症（拒食症）」と診断され、仕事を辞めざるを得なくなりました。はじめのうちは「ダイエットみたいな感じ」から、やがて拒食がエスカレートし、20代後半まで5年ほど拒食症状態が続きます。身体はどんどん弱っていったものの、「太ったら死んでしまう」と思っていました。しかし、この間、「記憶がほとんどない。ところどころは覚えてるんですけど」と言うほど苦しい状態、「奥歯を噛みしめながら」生きるか死ぬかの瀬戸際をさまよっていたそうです。

その後、コントロールの効かない過食状態に陥り、外にも出られず、ひきこもり状態のまま、朝から晩まで食べているという生活に支配されてしまいます。「このまま一生、同じような毎日が続いていくんじゃないか」「吐きたいけれども、どうしても吐けない」。体重はどんどん増え続けていきました。

両親がみつけてくる病院をあっちこっち転々としました。弱っているときに会うお医者さんは怖くてたまりませんでした。お医者さんが悪いわけではないけれど、父親の面影が重なったりすると、怖くて先生に何も話せなくなります。「ずっと暗闇のなかにいるようで、とても心細いような感じだった」。というよりも、両親、とくに父親の「病院を見つけてきてあげたのだから、あとは自分でなんとかしなさい」という態度が、ハルちゃんには「なんか、違う」と感じられて仕方ありませんでした。

しかし、拒食のまっただなか、過食のまっただなか、「それすらもわからないまま」、8年ほど両親と一緒に実家で暮らさざるを得ませんでした。「一緒にいるのがけっこうしんどい」と気づいたのは、ハルちゃんが「ターニングポイント」と述べる、あるカウンセラーとの出会いがあったからです。そのカウンセラーは、両親がみつけてきたのはなく、初めてハルちゃんが自分で探してみつけてきた「確かなものを感じられた」人でした。そんな出会いを経て、少しずつ、「変化が訪れた」と言います。

それまで、体力がなくなったり太ったりで、ひきこもりのような状態ですごしていたのが、ある日、突然、一人暮らしをしようと思ったんですよね。以前働いていたときに一人暮らしをしていて、もともと私は父親との葛藤があったので、そのときは父親と離れられたことと、自分の力だけで自由に生活できていることに、すごく「生きている」って感じがしていたんですね。だけど、摂食障害になったあとに実家に連れ戻されて、両親に面倒をみてもらってたんですけど、自分の気持ちとか、いろいろわかってくればくるほどつらくなっていきました。それでずっと「家を出たい」とは思ってたんですけど、体力が落ちてしまったり、精神的にも弱くなってしまったりで、両親も賛成してくれていたんですけど、なかなか現実的には考えられなくて、今の私には「絶対に無理だ」って思ったりしてました。それが、ある日、突然、「そうだ、一人暮らししよう」って気分になって、あっという間にアパートを決めて、1ヶ月後には引っ越しを終えて、一人暮らしを始めてました。

こうしてハルちゃんは、実家から離れた場所で一人暮らしにチャレンジし始めました。そして、「出たくなったこと自体が、私の変化の始まりだったのかもしれない」と気づき、自助グループを始めるきっかけづくりの機会と位置づけました。

私、実家に居たときに、グループがあったんですね。そのときに、何回か通ってて。でも、そのときは何がなんだかわかんなかったから、回復に向けてのヒントをもらったとか、そういうことはあまりなかったし、私も受け取る準備とかもできてなかったんですよね。でも、そこでハグされたんですよね。それがすごい強烈で。その後、そのグループがなくなっちゃって、そういうグループがあったらいいなって思ってたのと、そのグループでハグしてくれた女の子が忘れられなくて、その子に会えたらいいなっていう気持ちがずっとあったんですよ。だから、一人暮らしするってなったときに、せっかくの機会だし、(自助グループを)やろうかなって。で、始めたんですよ。いまだにその子のことは思い出します。

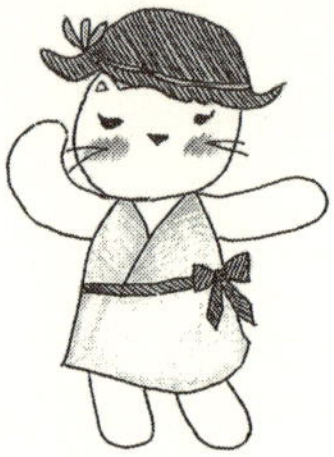

治療者探しも、一人暮らしすることも、自助グループ立ち上げも、「こうしたら?」と誰か(親)に言われて動くのではなく、「自分がそうしたいからするんだ」と、自ら動き出しました。ハルちゃんを頼りにして、グループへ足を運ぶ人も大勢出てきました。ハルちゃんは、彼女たちが「劇的な変化を遂げていく」ことを目にするようになりました。やがて、自身の症状も、「はっきりとした理由はわからないけれども」、なぜか気にならなくなりました。

「ちゃんとした安心感を得るためには、ちゃんとした言葉と態度で伝えてほしい」と望むハルちゃん。この想いは、摂食障害の子どもを持つ(ほかの)親たちへ向けて、つぎのようなメッセージを発する源にもなっています。

摂食障害という問題を通して本人に向き合っていくうえで何よりも大切なのは、「いつでも見守っているよ」というあたたかく力強いメッセージであり、それこそが揺るぎない安心感となり、支えとなるのではないかと思います。何もなくても生きていていい、というか、存在していていい、みたいな、そういう自信を持てたらいいなと思うんです。それをどうしたら持てるかっていうと、自分を認めるっていうのにもつながるんですけど、他人がいて、他人との関係のなかで生まれるものだと思うんです。自分のなかだけで、なんとかして認めなきゃって思っても、なかなか進まないけど、人に会ったり、話をしたり、他人に認められるっていう体験をするなかで、認められていくようになるのかなと思いました。

父親への複雑な思いは消えないものの、「今は、もういいかなあ」といった、親へのあきらめ、つまり親からの自立によって、ハルちゃんは「他人との関係」を生み出す場を自助グループに求めました。そして、その場を積極的につくり出す役割を担うようになりました。ハルちゃんは、摂食障害になって失ったもの、とくに時間を失ったことを思うと、「20代の一番楽しいんじゃないかっていう時期が、摂食障害に染まってしまっていたので、本当に悔しくてしようがない」と言います。しかしながら、摂食障害になっていなければ、もちろん、好きな仕事は続けられただろうけれども、「どこか我慢しながら、自分の気持ちを表現できないまま、ズルズル生きていた」とも思うそうです。そして、力強い笑顔で、「今が一番自分らしく生きているんじゃないかと思うんです」と話してくれます。

ハルちゃんにも「自助グループをやってて、魅力的なことと難しいことをあげてください」と投げかけてみました。

魅力的なことは、「和」を大切にする性質を持つ人が多いので、穏やかな雰囲気になることです。そして、全体が共感、同調しやすい雰囲気になって、良い影響が伝染しやすいかな。誰かのやる気がほかのみんなに伝染していくような感じ。また、年齢などに関係のない横のつながりができて、みんな同等の「仲間」として受け入れられる。集まり全体が女性的な、というか、母性的というか、困っている人をよってたかって癒そうとするような感じです。うまく言えないけど、集まりそのものが子宮みたいな雰囲気になるかな。
難しいことは、「和」を重視しすぎて我慢してしまい、その場だけの表面的な交流になってしまうことです。他人との境界線があいまいになってしまって、必要以上に同調し過ぎてしまう人がいます。似たような人たちが集まるので、つい自分と相手を比較してしまいがちになる。また、自分がどう見られているか、ばかり気にしてしまって、少しでも「つながり」から外れるように感じることや、はみだしてしまうように感じることを、怖がる人がいます。そしてまた、必要以上にその「つながり」のなかでの自分の「つながり度の濃さ」のようなものをアピールしたがる人もいます、という集団のなかでの悪循環があるかな。

こちらもまた、なんと鋭い分析能力でしょう。ハルちゃんが、「リーダーを担ってよいのかな、どうかな」と悩み、参加者一人ひとりに目配りと気配りをし、集団のなかで揉まれながら、力を培われてきたプロセスを想像します。また、胸がくすぐったくなるような、つぎのような分析もしてくれました。

たぶん、摂食障害の人は、基本的にはコミュニケーション能力が高いのでは、と感じたりしています。コミュニケーションがうまくできない、表現することが苦手、ということはよくあがるテーマですが、もともとそういう能力が低いのではなくて、能力は持っているんだけど、ただ自信がないためにうまく発揮できていないだけ、というような印象です。それはつまり、場の空気を読むとか、相手の気持ちを察するとか、そういう能力ってことかもしれないです。相手の気持ちを察したり、場の空気を読む能力が高い。というか、よく考える、考えすぎる、というような感じ。そういう意味では、治る見込みというか、社会になじめるようになる可能性は高いのではと思います。本人に自信さえつけば。

以上のような分析を踏まえて、「グループの可能性をもっともっと広げていきたい」と意気込む笑顔のハルちゃん。グループづくりからさらに発展した、新しいムーヴメントづくりにも興味が出てきたようです。冒頭に述べた「自助グループのズル休み」ができるようになるには、「責任を感じない」ということ。というのも、「私に熱い想いがあればあるほど、うまくいかない気がするから。だから、もう、なんか、みんなに任せるっていう気持ちでいったほうがいいかなって」と思えるようになったからです。「みんなに任せる」、イコール、みんなを信じる、イコール、自分を信じる、自分は存在してていいという自信を、ハルちゃんは、自助グループでの仲間との関係を通じて、また自助グループの外で動物や植物たちと戯れることを通じて、自然と身につけていったようです。

もっともっと、いろんな人、グループさん、団体さん、みんな一緒くたに、みんなごちゃまぜな感じで、モコモコ動いていけばいいんだ。そうしたらきっと、そのモコモコの動きが少しずつ大きな大きなムーヴメントへと波打っていく気がする。「摂食障害に対するネガティブなイメージを変えていきたい」って思っています。また、「摂食障害だって毎日をもっと楽しもう」というメッセージも届けていきたいなって思っています。「摂食障害に対する誤解や偏見を解いていく」ことを目的に、とにかく「楽しむ」をキーワードに、きっとこれから起こっていくであろう摂食障害界の大きなムーヴメントの端っこで、何やらモコモコ動いていけたらいいなあと思っています。

有言実行、その笑顔がなんともおだやかなハルちゃん。「何もなくても存在していていい」という発見は、誰に押し付けるでもなく、誰に訴えるでもなく、彼女自身の土台となっているようです。その土台を糧に、彼女はこれから大勢の人たちのなかで揉まれ、モコモコと動いていくことでしょう。彼女のモコモコの動きに合わせて、「摂食障害」や「当事者」という言葉のもつイメージが変わる日も、そう遠くないかもしれません。

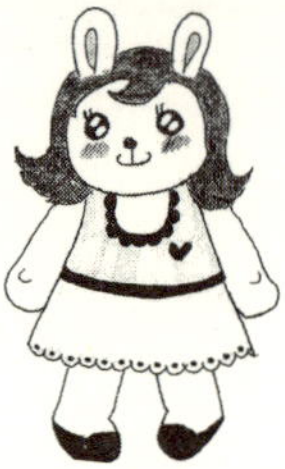

○しなやかな女子リーダーたち

2名の女子リーダーたちの声に耳を傾けていくと、自助グループという集団でありながらも、そこに集った一人ひとりの多様性にいかに気づき、それを尊重するか、ということを重視している姿勢がたいへん印象的でした。そして、自身の経験を踏まえたうえで、一人ひとりに対して一方的に答えを与えるのではなく、その人が自ら一歩を踏み出すよう、見守る姿勢を大切にしていることもまた、静かに伝わってきました。さらに、女子リーダーたちは、自助グループが持つ魅力と危うさの両面に自覚的であり、そのことをじゅうぶん承知したうえで、しなやかにグループを営んでいる姿がみえてきました。

2名の女子リーダーに限らず、私がこれまでお会いしてきた、「摂食障害の自助グループの女子リーダー」とは、既存のリーダー像を塗り替えるような、周りがサポートしてあげたくなるような、あまりリーダーらしくない不思議な魅力を兼ね備えた人たちです。しかし、彼女たちは、誰かから「グループやって」とか「リーダーやって」と推薦されてグループを運営しているわけではなく、「自ら」「積極的に」グループを立ち上げ、試行錯誤をくり返しながら、現在進行形で動いているのです。それほど善意や責任感に満ちあふれているのかしらと問うと、(もちろんそれがあってのことですが)それだけでもなさそうです。集団や他者のなかにいることが大好きなのかしらと問うと、(もともと摂食障害になるぐらいだから)それほど得手でもなさそうです。では、誰でも取り替え可能な役回りなのかしらと問うと、(本人よりも周りの人たちが)「それは無理」と声を大にして言います。こういったことを、リーダーたちは、つねに問われたり、その都度模索したりしながら、「他者をどれだけ信じられるか」「自分をどれだけ信じられるか」と反芻しているのでしょう。

そうすると、いつの間にか、丈夫で、たくましい、柳のようなゆとりとしなやかさを身につけ、メトロノームのように、その場その場に応じた音感とリズム感を発揮するようになります。そう、摂食障害の自助グループの女子リーダーとは、「柳のような」「メトロノームのような」女子リーダーたちです。それほど繊細かつ揺れ幅が広く、同時に根元がしっかりしているということですが、「このリーダーさんに着いて行こう。着いて行かなきゃ怒られる」というよりも、「この笑顔の奥底の、どこにそんな秘められたパワーがあるのかしら。こちらが守ってあげなきゃ」と思わされるようなキュートな女子たちなのです。

このようなリーダーたちによって育まれている自助グループは、一過性のものではなく、一連の試行錯誤を重ねる場所、じっくりと時間をかけて人と人とがつながっていく土台作りをする場所なのです。そしてまた、そのような人と人とのつながりを通じて、彼女たちはリーダーになっていく(というよりも、ならされていく)のかなと想像します。

○自助グループの魅力と危うさ

そこで、上記のようなつながりを育む自助グループの魅力と危うさについて、少し確認しておきます。まずは魅力から。リーダーたちの声を拾い上げていくと、そこでは回復する／しないといった議論をする以前に、雰囲気づくりを重視し、つながりを構築していることがわかりました。グループに、おだやかでやさしい雰囲気ができると、そこから共感や同調が生まれ、つながりが構築されていきます。ここでのつながりとは、年齢や社会的地位を問わない「みんな、同じ」「みんな、仲間」といった、既存の縦社会に対する「横のつながり」のことです。そこには、「一人ではないという安心感が得られる」という大前提があります。自助グループに参加することによって、自分だけの世界から外（社会）へ出ることを知り、自分以外の他者の意見を聞き、自分を客観視し、自分のモデルになる人をみつけることができます。そして、少しずつ外（社会）とつながっていくことができます。つながりにこだわるということは、当事者にとって、つながりこそがもっとも本質的なことであり、ここにこそ、問題の核があったということに気づかされます。それほど当事者は孤独だった、ということでしょうか。

他方、自助グループの危うさについては、先の女子リーダーたちがあげてくれたとおりです。当事者は、ひじょうに敏感な人たちです。それだけ、「空気を読む力」や「場に同調する能力」が高く、その力を持っていることがグループのなかでの暗黙の了解ごととして要求されます。また、その同調圧力というのは、「仲良くしなければならない」といった規範やプレッシャーに従うことでもあります。たとえ自分と合わない人や苦手な人がいたとしても、いわゆる「仲よし」を装い、その場から外れたことをしてはならないという「緊張感」が常にあります。それは、「雰囲気を大切にしすぎる」、別の言葉で言えば、「不安定な関係性」とも言えます。

また逆に、自助グループがあまりにも居心地がよい場所になると、つぎのような問題も生じます。それは、「その集団内で自己完結してしまう」ことです。このような場合、当初は、外の世界へ出ようと思ってグループに参加したにもかかわらず、結果的に、その世界だけに留まってしまい、いわゆる社会へ出ることができなくなってしまいます。とりわけ、誰かを排除して、それでもつながりを求める連帯意識は、「外部の人が入れないほどの拘束感や束縛感」が漂い、「外へと開かれることのない閉塞感に押しつぶされそう」になってしまいます。そうすると、自助グループのなかでお決まりの「誰かと比較」をし始めたら、どこにも逃げ場がなくなってしまいます。もともと、他者との境界線が曖昧だったり、人間関係の築き方が得手ではない当事者たちです。誰かと比較するということは、嫉妬がつきものであり、それによって、ますます自尊心が低くなり、人によっては、これまで以上に劣等感を募らせることにもなり得ます。そういう意味では、自助グループは、誰かに与えられる場というよりは、「自分で見極める能力」が必要とされる場であると言えるでしょう。

このように、自助グループをはじめとした集団や組織には、さまざまな機能や側面があるのです。一見、マイナス面に思えるようなことでさえも、長い目で見れば、別の機能を果たすことにつながるかもしれません。いずれにしても、自助グループは社会へと橋渡しをする役割を担っており、グループリーダーたちは、そのことを、経験的にも再帰的にも、つねに自覚しているのです。互いの違いを認め合い、つながり合うことのできる場こそ、自助グループであり、自己発見を超えて、自己を生成する場なのです。本来は、専門家を含まないグループが理想の形とされていますが、専門家を含むか否かよりも、他者を助けるために自らも力を得ることができ、社会へと橋渡しをする役割を担っているかが、自助グループの有効性を問う、ひとつの鍵になるのではないでしょうか。

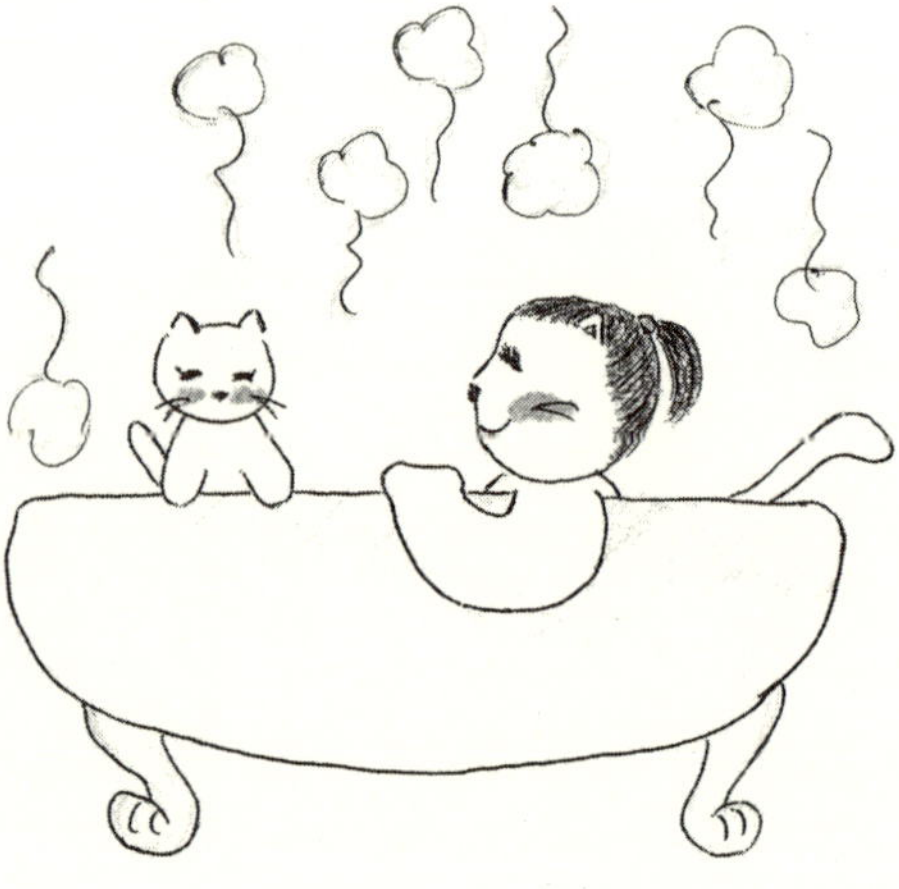

⑤
5つの提案

第I部では、私がこれまでさまざまな場面を通じて、つながった人たちのあゆみを追ってきました。そのあゆみは、山アリ谷アリ、涙アリ笑いアリ、いつまで続くのか、いや、もう大丈夫、といった螺旋階段を上ったり下ったりするものでした。そのうえで、私は何を学び、何を考え、つぎの時代を生きるあなたへ何を伝えられるのでしょうか。今しんどい想いを抱えていらっしゃるあなたへ、今まさにこの本を読んでくださっているあなたへ、5つの提案としてまとめます。

○世代間交流とヘルパーセラピー原則：援助する人がもっとも援助を受ける

ひとつめは、摂食障害をキーワードとした世代間交流です。世代を超えた人との出会いのなかで、多種多様な生き様を目のあたりにすることは、共感を超えた、思いもよらぬ「おまけ」を手に入れる機会となります。そこには、当事者とか家族とか立場を超えた「つながり」があり、あなたの切なる願いや悩みを、人生の先輩や後輩たちが、我がごとのように聞いてくれます。ここで「我がごとのように」というのは、「我がごと」ではないからこそ、対話が可能な関係性です。また、同年代が寄り集まる同質性の強い集団では、比較したり競争したりと何かと落ち着きが悪く、コンプレックスを感じてしまうこともありますが、世代を超えた人たちとのつながりは、ワンクッション置いて自己を相対化できる「ほどよい間柄」と言えます。とりわけ、第2章でも確認したように、「社会的おじ」「社会的おば」とのかかわりは重要でしょう。会に参加するだけでなく、それが終わった後に、冒険する意味で、喫茶店でお茶やランチをしながら、痴話話に花を咲かせるというのも、貴重な世代間交流の機会になり得ます。

さらに、ロールモデル（お手本になる人）を見つけることによって、「もしその人ができるのなら、私もできる」という前向きな刺激を得ることができます［Bandura 1977＝1979］。さまざまな段階でその都度問題に対処してきた人、あるいはグループに長くかかわってきた人に出会うことで、あなたがこれまで知り得なかった新しいものの見方や対処法などを学ぶことができるでしょう。

このことはまた、どちらかが一方的に受容するものではなく、互いの相互作用のうえに成り立つ関係性であるといえます。自助グループや家族会などで、後輩的な立場の人と接し、彼らが懸命に闘い模索している姿を目のあたりにすると、かつての自分自身の姿とダブって見えることがあります。その姿に、自分を重ね合わせることによって、「愛おしい」と思ったり、「目を逸らしたい」と思ったり、「よくがんばったね」って褒めてあげたいと思ったり、さまざまな感情が沸き上がってきます。そうすると、自分自身の変化に気づかされます。「もう、あの頃には戻れない……」、あるいは、「もう、あの頃の私ではない。たしかな道を歩いている……」と、時の流れを感じざるを得ないかもしれません。後輩の姿を見ることによって、一人ではなかなか気づくことのできない、自身の立ち位置を確認することができるのです。この「援助する人がもっとも援助を受ける」［Gartner and Riessman 1977＝1985］というヘルパーセラピー原則に気づいたうえで他者と接するのと、それに気づかず他者と接するのとでは、おそらく接し方が違ってくるでしょうし、そこから築いていく関係性にも違いが出てくるでしょう。

以上の経験は、摂食障害界のみならず、日常生活世界で生きていくための大いなる糧となるような気がします。そして、つぎの10年、20年、30年をどんなふうに生きていきたいのか。そのヒントをみつけるきっかけづくりにさせてもらえるのではないでしょうか。

○多様な選択肢：つながり方は、ボンド&ブリッジ

ふたつめは、多様な選択肢を持つことです。摂食障害に限らずとも、私たちは、「しんどい」「助けて」という状況に陥ったとき、「この人なら、私を助けてくれる」「この場こそ、私が探し求めていた場だ」と、まるで、その人や場が何もかも解決してくれるかのように、その唯一無二と思える存在にすべてを委ねてしまいたくなります。たとえば、家族や主治医、あるいは担当カウンセラー、やっとたどり着いた病院や自助グループなどが、それにあたるでしょう。それらは強い結びつきをもった関係性といえます。

しかし、強い結びつきは、ときに窮屈さをもたらします。「この人（あるいはこの場）は絶対」と思えば思うほど、それが幻想だと気づいたときの絶望感は計り知れません。絶望感は、やがて恨み・辛みといった負の感情を増幅させ、悪循環をも招きます。ですから、「ほどほどの」「適度な距離を保ちながら

の」つきあいといった方が、気楽で自由に動くことが可能です。ほかにも選択肢があるということは、自分を唯一の場所に留まらせる必要がなく、いつでも解放してやることができる、身軽に動くことができる、よい意味で「逃げる」ことができる、ということです。

先に登場してくださった人たちのあゆみを追っていくと、誰か唯一無二の人（あるいは場）に出会った、というよりも、むしろ、たくさんの弱い紐帯やゆるやかな関係をあちこちに作ることによって、自分自身を分散させ、多面的にアプローチしていった軌跡がみられました。偉大なカリスマも絶対的な大黒柱も必要ありませんでした。小さな弱いつながりをいくつも持つこと。この逆転の発想を、「弱い紐帯の強さ」と言い、こういったつながり方を、強い結びつき（bond）に対して、弱い結びつき（bridge）と呼びます［Granovetter 1973＝2006］。

このように考えると、周りで見守る人たちも、「私だけがこの子を救うことはできる」とか、「彼女を助けられる人間はボクしかいない」と躍起になる必要がないことがわかってきます。むしろ、「かならず私が彼女を立ち直らせてみせます」などと、自信を持っていうような他者《ひと》に対しては、少し疑ってかかるぐらいの冷静さを持つ必要があるのではないか、ということを学んだような気がします。

このような経緯もあって、私は、「グループバンザイだけではもったいない」ということを口にするようになりました。多様な選択肢を持つことは、「いざ」というとき自分を守るためにも必要です。当事者にとって、何かひとつのことに向かって一所懸命にがんばることは、あんがい、楽なことかもしれません。１００％、あるいは１２０％の力を発揮することは、70％や50％の力で抑えておくことよりも、ずっと簡単なことかもしれません。また、正直に自分のことを語ったり、真面目に突き進むことは、たくさんの仮面をあれこれつけ替えて、あっちにもこっちにも自分を置いておくことよりも、満足感を得やすいかもしれません。だからこそ、そこをグッとこらえて、10％の私を発揮できる場所を10個みつけて、100％の私にしてみることを覚えておきたいと思います。

○物語（ストーリー）の構築：言葉を獲得し、自己を相対化する

ここまで私は、意図的に、過去に摂食障害を抱えていた人を「回復者」といい、「当事者」と区別して言及してきました。が、ここでは、「当事者」は誰でも「回復者」といえるのではないか、といった視点をひとつお伝えしたいと思います。それは、「物語（ストーリー）」を話せるようになったら、回復と捉えてOKではないか。そのストーリーが仮に真実でなかったとしても、自分が納得いくストーリーをつくり出せるようになったら、回復ととらえてOKではないか。このように私が提案したいのは、「言葉を獲得していくプロセス＝回復＝もうひとつの物語の構築なのでは？」と考えているからです。

自助グループや家族会は、経験者同士が自由な語りを語る場であり、研究者や専門家が生み出す固定化しがちな「大きな物語」（ドミナント・ストーリー）とは異なる、「小さな物語」（オルタナティヴ・ストーリー）がいくつも生み出される場です［野口編　2009］。個々に生み出された「小さな物語」の背景を共有しながら、「大きな物語」との相対化が実施されるとき、新たな物語（ストーリー）が生まれます。

先に登場してくださった人たちのあゆみを追っていくと、だんだん言葉が獲得されていくプロセスに気づいていきます。つまり、言葉を知らないから、表現手段がわからないから、症状や、ときにはケン

力というメタメッセージを使って自分の気持ちや考えを伝えることしかできなかったとするならば、言葉を知ることによって、理路整然とした矛盾のないストーリーがつくれ、自己を表現することができていくのです(もしかすると、親子物語の構築というのは、当事者も家族も周りの人たちも一番つくりやすいテーマなのかもしれません)。新しい物語の創出プロセス、それもまた、ひとつの回復のあり方といえるでしょう。このことを、言葉の獲得といった回復のあり方として提案したいと思います。

そのうえで、さらにつっこんで提案したいことがあります。言葉を手に入れることができた人は、その言葉をどんどん発信していってほしいという願いです。「私は摂食障害です(でした)」とカミングアウトすることは、ひじょうに勇気のいることです。言うまでもなく、先に登場してくださった当事者たちは、そのような勇気がいることを、全身をつかって体現してくれました。どれほど「もう大丈夫」と思えても、どれほど「もう過去のこと」と思えても、「私は摂食障害です(でした)」と口にすることは、やはり大きな悲しみとたまらない恥ずかしさと、何とも表現しようのない苦痛をともなうものです。そういう意味では、「私は摂食障害です(でした)」と口にできた時点で、回復へと向かっている、もっといえば、半分(ぐらい)「回復した」と言ってよいかもしれません。ところが、その後、です。その後、つまり、あと半分の回復にあたっては、あらたな勇気や決意が必要になってくるようです。

しばしば、上記のようにカミングアウトできるようになった人たちから、「症状が渦中のときには……」とか、「今、症状のまっただ中にいる人にとっては……」といった、現在進行形の当事者を思いやる留保つきのメッセージを聞くことがあります。そして、それらのメッセージを伝える彼女たちはどことなく「遠慮がち」だったりもします。「私だけ元気になって申し訳ない」という気遣い、「私が経験してきたことを伝えたいけど、私なんかが声を発してよいのか」という控えめさ、「症状が渦中のときは、回復した人の声が聞きたかったけど、実際は嫉妬心が勝るかも」という恐怖心など、複雑な想いが交差するようです。渦中だったときの自分には、「治った人の話が聞きたい」気持ちと、「あの人は治ってるから、偉そうなことが言えるんだ」という気持ちが錯綜していたことを覚えているがゆえに、現在進行形の当事者を思えば思うほど、あるいは、彼／彼女たちの気持ちを理解しようとすればするほど、その複雑な想いは増していきます。そして、多くの場合、だんだん口を閉ざしていきます。私は、それはもったいないなあと考えます。

そこで、つぎのことを考えました。摂食障害になる人が増えているのであれば、摂食障害から回復した人も増えているはず。摂食障害から回復した人（言葉を獲得した人）たちは、どんどん声をあげましょう、と。何も「私、回復しましたよ～」と大きな声で言う必要はありません。ただ、「つぎの世代に伝えていこうよ。私たちが経験してきた摂食障害のことを。きっと、それが予防・啓発活動につながるはずだから……」と思うのです。こうして、世代という長い目での時間軸を視野に入れながら、自己を相対化してみるということ。そして、それがどのように変化していくのかを見続けるということ。経験しないとわからないことは確かにあるけれども、客観視できるまなざしを養うことも決して無駄ではないでしょう。

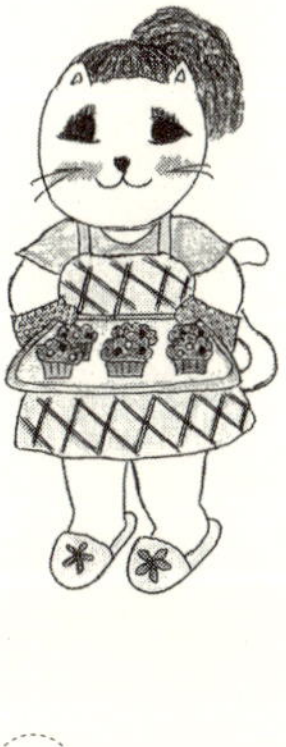

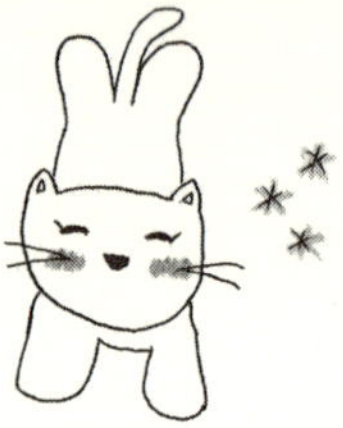

○課題：「生きづらくないです」と胸を張って言ってみてもよいのでは？

私が言葉を交わしてきた親御さん、当事者、グループリーダーたちの表情は、ひじょうにみずみずしく、実にイキイキしていました。その会話の内容がどれほどの「涙」を伴うものであれ、どれほどの「トラウマ体験」であれ、「もう大変なのよ～」と言う彼／彼女たちの顔は、こちらがびっくりするほどエネルギーに満ちあふれ、凛々しく、なんとも私を（つまり周りを）ホッコリさせてくれる雰囲気が漂っているのです。

そんなふうに話せるようになるまでには、それぞれが誰にも想像つかないほどの孤独な時間を耐え過ごされてきたことでしょう。何年かのつきあいのなかで、私に「わかります」と言えることもありますが、当然そうでないことの方が多いです。その人にしかわからない、それぞれの個別体験があるのは明らかです。しかし、私は「経験者じゃないからわからない」とは言いたくありませんし、私が逆の立場なら、そんなふうに言ってほしくありません。「わからない」かもしれないけれど、聞くことはできる、感じることはできる、考えることはできる、共有することはできます。自分とは異なる考えや生き方をしている他者同士であるがゆえに、互いにそれぞれの分野でそれまでに悩み闘った軌跡があり、そのできごとを受け入れる素地が整っており、そこにいることができると思うのです。

さて、対人援助科学においては、物事のネガティブな側面に着目する問題志向アプローチと、物事のポジティブな側面に着目する変化志向アプローチがあります。前者は、人を治療や制裁の対象、または問題を抱えた者としてみます。後者は、その人の長所に着目し、資源を有する者としてみます。後者のモデルとして、『価値』を復権させ、本人がそもそももっている善き側面(長所や資源)を手がかりに立ち直りへの道筋をつける」という長所基盤モデルがあります[津富編2011]。私は「楽観主義」だと批判を受けることもしばしばありますが、このアプローチ法でいうと、後者の見方をしているのかなと思います。

それに習えば、無理矢理何かを直(治)そうとしたり、あらためて何かをつくり出さなくても、彼/彼女たちは「もともとイキイキとした側面をもっている」ということになります。それゆえ、当事者や家族がもともともっている力を、周囲の者が奪ってはいけないと強く感じています。周囲の人たちの役割は、当事者や家族への無自覚な「お節介」や「善意」や「厄介」を示すことではなく、「権利擁護」なのです。周囲の人たちは、当事者や家族のイキイキとした側面を認め、受け入れ、彼/彼女たちがそれに気づくようなきっかけを一緒にみつけていける存在として、一緒に探していける存在として、伴走者になっていただきたいなと願います。そして、「当事者だからわかる」とか「家族じゃないからわからない」ですませるのではなく、彼/彼女たちのイキイキとした側面をより伸ばしていくための環境づくりを一緒にできないだろうかと考えます。

現代社会には、どこか「生きづらさ」が蔓延しており、「生きやすい」と言うよりも「生きづらい」と言った方が、その場に受け入れられやすく、「仲間」になりやすい空気が支配しています。「私(の家族)、生きづらくないです」「私(の家族)、回復しました」と言うと、「おめでたい人ね」と冷笑されてしまうほど、「生きづらさ」圧力が漂っています。その社会的圧力に負けぬよう、胸を張って、イキイキとした側面をみいだせるような環境が整備できるとよいなと提案します。

ただ、その社会的圧力はあまりにも大きい圧力なので、ときには屈してしまうこともあります。だからでしょうか。どんなに周囲の人たちが「あなたのせいじゃないよ」と言ったところで、当事者も家族も、「私が悪い」「家族(親)が悪い」「私(たち)の努力が足りないせいだ」と、自分(たち)を責めてしまいます。「個人」や「家族」の問題に還元し、自己責任論に帰してしまうのです。そういうときこそ、「専門家」の出番です。当事者・家族の自助努力だけではどうにもならないときこそ、「専門家」に力を発揮してもらうときです。社会のメインストリームに呑み込まれてしまった人、回復プログラムから逸れてしまった人、なかなかストレートにいかない家族問題を抱えている人をいかにサポートできるか。専門家とは、「いざ」というときこそ、専門的知識や経験をもって、私たちに手を差し伸べてくれる人ではないでしょうか。

○自分を超えた力に委ね、あそび、鍛える
：当事者・家族は「誰かのせい」にしてもよいのでは？

さいごは、当事者・家族は、誰かに頼る、何かに任せるということです。自分(たち)の力だけでどうにもならないことはあります。どうにもならないことの方が多いかもしれません。にもかかわらず、「自分(たち)の力でなんとかしなきゃいけない」って思ってしまう(思わされてしまう)から、余計にしんどくなります。「私、私」「自分、自分」語りは、キリがありません。自己責任を積極的に放棄して、自分を超えた力に身を委ねてみるっていうのも、ときにはアリではないでしょうか。「やるだけやってみた、

あとは周りに任せてみよう」っていうのも、ＯＫではないでしょうか。思わぬ風景や景色が目の前に現れてくるかもしれません。

先に登場してくださった当事者のあゆみを追っていくと、摂食障害はひとまず横に置いておいて、今、自分がしたいこと、できることをしてみたということが挙げられました。そして、その試みは、自分や他者とじっくり向き合うというよりも、ひと以外に目を向けてみる、という特徴がありました。すると、自由になれる、周りがみえる、井の中の蛙くんが大海を知ることができる、というわけです。

自然や社会（大海）のなかに、ポツンと一人、身を置くことで、自分一人だけでつくっていた摂食障害の世界を、少し遠くから見下ろすことができます。もう一人の自分が、しんどい思いを抱えている自分を、少し距離をあけてみることができます。すると、「あのときのこと」「このときのこと」が、ぼんやりと（ときには鮮明に）浮かび上がってきます。もちろん、起こったできごとや感じた気持ち（ありのままの自分）を無きものにはできないし、思い出すたびに胸がたまらなく締めつけられますが、あんがい少しはホッとするかもしれません。少しは肩の力が抜けるかもしれません。どことなくおだやかな表情が生まれるかもしれません。ひと以外に目を向けるとは、自然や社会のなかでの自分を知ることにつながるような気がします。

そして、一所懸命に遊び、自身を図太く鍛えるということです。「答えを出そう、答えを出そう」と、マジメに、シンケンに考えれば考えるほど煮詰まります。もう、そんなときは、ぱあ～って外へ飛び出して、オイシイ（あるいはマズイ）空気を吸いに行きましょう。自分とまったく別世界で生きているような人と、思いっきりぶつかって、気持ちいい（あるいはいやな）思いを経験してみましょう。とにかく、摂食障害の世界にどっぷり浸った後には、今度はできるだけ遠い場所まで行ってみましょう。そんなに簡単に離れることはできませんが、それでも離れる努力だけでもしてみましょう。その世界は、摂食障害と地続きなのか、ぜんぜん違う世界なのか、そこでの私や周囲の人たちは、これまでと同じなのか、そうではないのか、冒険してみる価値はあるでしょう。

そうすれば、あとは自信をもって、それをどう活かすのか。周りの人たちのサポートも頼りにしながら、ときには思いっきり甘えながら、少しだけ社会を信じてみながら、それぞれの道を、それぞれのペースで拓いていってはどうでしょうか。

「当事者から○○へ」。食べ物と他者からの視線が四六時中気になって仕方なかった私たちから、それらを少しだけ忘れるようになった私たちへ。言葉にできないほどの苦しみ・つらさを抱えていた私たちから、少しずつ言語化できるようになった私たちへ。消し去ることなどできない過去にしばられていた私たちから、少しずつ未来語りができるようになった私たちへ。ときは確実に流れています。私たちは確実に社会化されていっています。私たちは周りを見ることで、自身の立ち位置を確認することができます。摂食障害からの回復とは、一人ひとりが、それぞれの段階に応じて、他者との相互作用を通じて築きあげていく軌跡の積み重ね（プロセス）ではないでしょうか。「当事者から○○へ」。あなたの○○には何が入って、それをどう活かされますか。

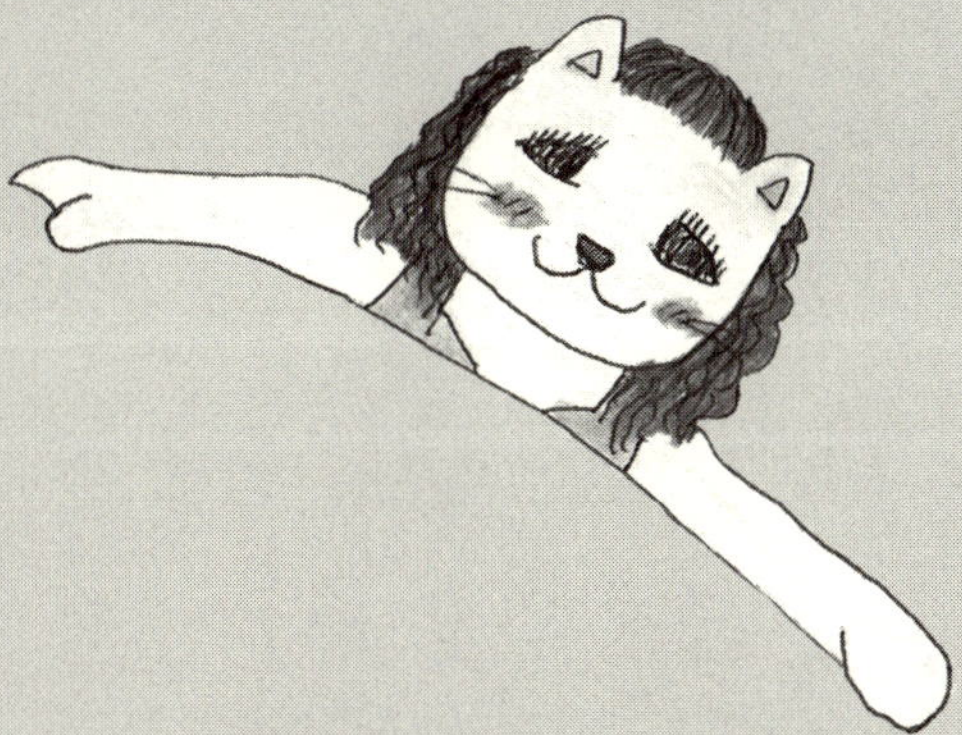

第Ⅱ部

気づく・支える・つなぐことの大切さ

⑥ 摂食障害との出会い［渡邉直樹の場合］

○変わっていくプロセスを支えてくれるのが家族会

わたしは2001年から末松弘行先生と共に、故吉植庄平先生がそれまで10年ほど続けてきた「食行動異常研究会」を引き継ぎ、「食行動異常研究会 part-Ⅱ」をスタートさせ、年に2回の定例会と家族会のファシリテーターを引き受けてきました。摂食障害にかかわる医師として、このような入り方をしておられる人は少ないようです。

わたし自身も今のスタイルで居られるのは偶然という風に感じています。事務局をやってくださっているお母さん方がいるからこそ今の自分がいると思います。お母さん方が非常に熱心なのです、きちんとしていて。会のときには場所もちゃんと予約をしてくれて、セッティングをして、ホームページに載せて、そして、参加者を募ってくれます。今は、月に1回「当事者・親・兄弟姉妹の会」として家族会を開いています。なぜ家族会をこのような名前にしたかというと、これまで親だけという会はありますが、親だけでなく当事者も参加できる会があってもいいのではないかと考えたからです。たしかに親だけの方が、当事者としての子どもに言えないことを言うことができるかもしれません。しかしわたしは、他の家族の子どもであっても、親の立場として実際に子どもがどのようなことを考え、そして感じているかを知ることは大変重要であると思ったのです。さらにそれだけではなく当事者としての子どもが、自分の親ではない「親の立場」の人から親が何を考え、何を感じているのかを知ることが、これまた重要であると思ったからです。兄弟姉妹という名前は、かって妹が摂食障害である姉が毎回参加していたことから、兄弟姉妹の参加を想定してつけられたのです。そして今またこの会の名称をさらに変えることも議論されています。なぜならその他に学校の養護の先生にも参加してもらいたいし、摂食障害ではないけれども関心をもっている学生や院生、そして一般の人たちにも参加してもらいたいと思っているからです。親だけあるいは当事者だけに限定し、厳密に閉ざされた（クローズドな）会を運営している人たちからは、「それでは甘い！」というおしかりを受けるかもしれません。一番心配なのはこのことで参加者の誰かが深く傷ついてしまうことです。しかし今のところそのような事態は生じていません。当初は人数は少なかったのですが、今では定例会は毎回およそ50名ほど、家族会は毎回10名ほどの方が参加するようになりました。

○わたしの経歴

もともと私は社会学を勉強していました。社会学といっても知識社会学という分野で、人間の考え方が社会にどういう風に影響を与えるかという、イデオロギーについての学問です。たとえば今までにカール・マルクスとか、そういう人たちがお金じゃなくて、ちゃんと気持ちを伝えあうことができるような理想の社会というか、人と人とのかかわり方を提唱して、お金がどういう風に人間の見方を変えてしまうかという理論を唱えてきました。そしてそれがソ連を中心にした社会主義という国につながりましたが、結局はなかなか国の体制としてはうまく行かなくなり、崩壊した歴史があります。結局イデオロギーに人間は影響を受けるのだな、ということです。自分自身も思い起こせば、さまざまな人からの影響を受けて今の自分がいます。すなわちさまざまな人の考え方をとり入れた結果、今の自分がいます。わたしはこのような人と人との気持ちの伝え合いについて勉強してきました。そして、今の社会では一見インターネットや携帯などで人とのかかわりが豊かになっているかにみえますが、実は本当の気持ちの伝え合いが実現できていないように思います。若者たちの多くが自分の意見をもたず、宣伝文句に踊らされ、楽をする方向だけを考え、他人を顧みずに自己保身のみを考えているように思われます。国の指導者も主義主張の一貫性がなく、今の日本はどうなってしまうのだろうという危惧を抱いてしまいます。しかし、そのようにすべての若者たちをとらえてしまうことは誤りです。それを示してくれたのが東日本大震災の体験です。多くの人が命を落とし、多くの人が親や子どもを失い、そして生活の場や仕事場を奪われました。そのときに若者たちのみならず子どもから高齢者までが、自分たちにできることは何かを考え、行動に移したことです。この震災を契機に、多くの人たちが人のために役立ちたいと思い、そのために自己自身をみつめなおし、人と人のつながりの大切さを自覚できたのではないかと思うのです。

○なぜわたしはそのようなことを学んでみたいと思ったのか

それはやはり思春期のころからの課題であった「自分って何なのだろう?」とか「何のために生きてるんだろう?」とかそのようなことを考えて、そして自分自身をみつめるときに役に立つのかなと思って勉強を始めたのです。当初、哲学や社会学が何か答えを教えてくれるのではないかと思っていました。もちろん十分に学を極めたわけではありません。しかし結果としてはあまり役には立たなかったのです。いまだにやはり自分自身というのはよくわかりません。ただひとつわかるのは、さまざまな人の反応とか、さまざまな人が自分について話してくれることを通して自分というものがみえてきてるのかなと考えるのです。

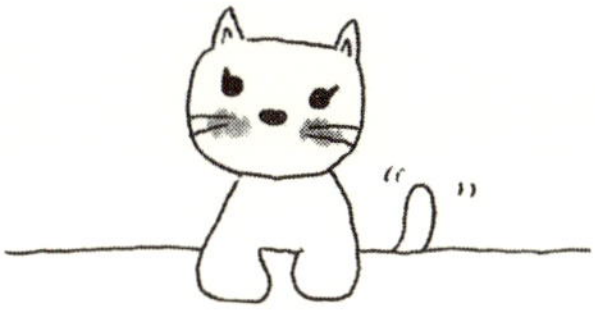

○ドイツの大学でイデオロギーについての勉強をして、その後医学部に

なぜかというと、そのころは社会学じゃダメだなというような気持ちから、やはりもっと自分自身の身体も含めた心と身体を知りたいという気持ちがあったからです。さらに学びを深めたい、広げたいということであったのかもしれません。

そのように思って勉強しましたがやはりよくわかりません。多分、これからも勉強を続けるであろうし、一生の問題かなと思います。一生問い続けるのです、これは自分自身のあり方を求めて行う自分探しの旅だと思っています。

○自分探しの旅としての摂食障害

摂食障害も自分探しの旅といえます。摂食障害を体験した人はもちろん今もそれは続いているのでしょうが、自分をみつけるためのすごく濃縮した期間があるのではないかと思います。最初はすごく混乱した時期があると思います。でも、それが段々変わっていくプロセスがあると思うのです。そのプロセスを支えてくれるのが、やはり家族会のような人とのつながりかなと感じています。この家族会は、私たちは「当事者・親・兄弟姉妹の会」と言っていて、当事者も親も参加して、専門家の私も一応参加して、それ以外に摂食障害に関心のある人も参加できる、結構縛りがゆるい会なのです。そういうなかに参加して、段々自分自身がわかってくるのです。親もいろいろ人の意見を聴いて、じゃあ今度はこんなふうに娘にかかわってみようかな、と変化してきます。そして当事者本人も変われるし、親も変わる。親が変われば、本人も変わる。さまざまな相互作用があって、それがとても大事なのです。摂食障害の治療というか、摂食障害の悩みを受け止めたり、悩みの解決の仕方としてそういうプロセスは必要であると思います。

○専門性や立場を超えた人間同士のつながりを大切に考えている

多くの家族会や本人の会は、家族だけとか本人だけとか閉ざされた空間が多いと思います。しかし、わたしたちは当事者や親から専門家までが集う広く開かれた形が良い相互作用をもたらすと考えています。

母親だけで来ている人もいるし、父親だけで来ている人もいます。また親子で参加している人もいます。親だけの人の場合には、やはり自分の考えていることが本当に正しいかどうかと迷ったときに、じゃあ自分の娘は今この場にいないけれども、参加している当事者の方の意見を聞いてみようということがあったりします。親だけの集まりだと、本当に当事者の気持ちが反映されないまま終わってしまうこともあります。当事者だけの集まりの場合には、お互いに支えあうことが出来るのはひとつのメリットであるけれども、親がどのようなことを考えているのかとか、親以外の人たちがどんなことを考えているのか、ということを知るのが難しくなります。そういう意味でオープンにいろんな立場の人に参加してもらおうという考え方なのです。

親の参加を遠慮してもらう会の場合は、親に対して言いたいこと、親が子どもに対して言いたいこと、でも言ったらお互いに傷ついてしまうようなことを言ってしまって苦しくなることを一番避けたいからかもしれません。安心してものを言える空間を作るため、それはそれでひとつの手法かなと考えます。しかし、実際にこのようにオープンに行ってみても、結構当事者の場合は「自分の親は……」とか、また親の場合には「自分の子どもは……」というように限定した言い方になっており、その場に参加している親や当事者を傷つけるような発言はほとんどみられません。むしろ互いに配慮しあい、親の立場であれば、勇気をもって参加してくれた当事者をねぎらう発言がほとんどであり、また当事者からも参加する親たちに貴重な、当事者としての気持ちを伝えてくれてきているのです。すなわちぶつかりあいや傷つけ合いはほとんどみられていません。

親子で毎回参加して、1ヶ月の経過を報告してくれます。そうすると、最初はもういろいろ言いあったり刺激しすぎたり、「なんで食べないの」と言ってしまったり、そういうことでかえって逆効果になったと反省する発言が親からあったりします。喧嘩になってしまったという報告もありました。しかしそのような親が、「とにかく今大事なことは逃げないで顔と顔を合わせて受け止めてあげることだな」というような報告をしてくれるようになっていきます。やはり子どもも、母親の支えがあるというのはとても大きな力になります。母親の支えがあって、母親は自分のことを心配してくれているんだなと思えると、学校にも行くことができるようになるし、食事内容も少しずつ変わっていきます。規則正しく食べられるようになったり、そういう変化があります。その変化が、親にとっても、また参加している人たちにとっても、とてもうれしいことなのです。参加している他の父親や母親もみんなでその当事者を支えてくれるのです。「それでいいと思うよ」とか認めてくれるし受け入れてくれます。そういう安心できる場が会としてできてきているので、それがとってもいいことだと思います。

○立場を超えて関係者がみんなで集おう

このような考え方は当初からではなく、何人かの専門家の先生からつぎのような批判がありました。「研究者は研究者だけで話し合いをするべきだ」、「当事者がいたら話せないこともあるし」というもの

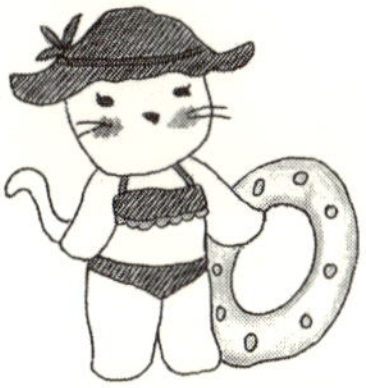

でした。しかし、今までに摂食障害に関する研究会や学会がありますが、治療という観点ではそんなに大きな進展がみられていません。これまでわたし自身も薬物療法中心の治療をしてきましたが、やはり専門性や立場を超えた人とのかかわりが一番大事なのかな、と治療者としても思うようになってきました。したがって今は、家族会が自分にとってもとても大事な場になっています。親、子ども、専門家という立場を超えて、人として気持ちを伝えあうことができます、そういう時間と空間を実現したいなと思っているのです。そのなかで、いい影響をお互いに与えることができると考えます。

○人とのかかわりの苦しさや心の寂しさを受けとめてあげる

わたしたちが一番大切にしていることは、人と人が気持ちを伝えあうコミュニケーションなのです。当事者の方の一番の問題はきっと、人とのかかわりのなかで自分をきちんと受け止められなかったり、それに不安を感じたり、自分自身もうまく自己表現できなかったり、欲しいときに欲しいとなかなか言えないで我慢してしまうとか、そういうようなプロセスがあると思います。エインズワースという研究者が12〜18ヶ月の子どもを観察した報告があります。最初は母親も一緒に遊んでいますが、おもちゃで遊んでいるうちに母親がいなくなります。そんななかに知らない人が入ってきたときに子どもがどんな行動をとるかという実験で、子どもたちの反応が3つのパターンに分けられるということを発見しました。まずは「安定型」です。母親が再来したときに大泣きして母親に抱きついて抱っこしてもらい、よかったと気持ちが落ち着いて、そしてまたそのうちに遊び始める子どもたちです。母親の気持ちがちゃんと通じているから安心できるのです。つぎは「不安定回避型」です。母親の気持ちがちゃんと通じていないと、母親が戻ってきても知らん顔してしまうタイプです。最後に「不安定両価型」があります。これは母親が再来すると、ずっとしがみついたり、かと思うと無視したりをくり返すタイプです。これはアタッチメントとか愛着とかいう、ボウルビーいう人が唱えた人間の絆のあり方なのですが、そのような小さいころのかかわりが大きくその人の人生に影響しているといえるのです。

すなわち相手の気持ちや愛情を受けとるアンテナみたいなものが成長し、安定すると症状も良くなっていくのです。「ああ、お母さんはちゃんと自分のことをみてくれているんだな、大丈夫だ」と、自分自身の心のなかに安心できるものが育っていくのです。もちろん母親がいなくても母親にとって代わる人から安心できるものを心のなかにもらえれば、一人でも行動できたりいろいろな人にかかわったりできるようになるのですが、そういう体験が無いとやはり不安感が残ってしまうのです。

ところで摂食障害は自分のなかに心の杖みたいなものがなかったのを自分で作る過程なのです。実はこのような心の杖があるんだということを発見するための過程なのです。自分のなかに心の杖がないから人に言われたことを気にしたり、人が去って行くのではないかと恐怖心をいだいたりするのです。しかしその心の杖をみつけたら「私は私」って自信をもっていうことができ、地に足が着くのです。そうすれば人とかかわるのも、怖くなくなってくるのです。

わたし自身もやはり思春期というか小学校5年くらいに、親が自分を擁護してくれると思っていたのに逆に叱られてしまった経験がありました。わたしの場合、父親は一方的に叱って、母親はちょっと過干渉な母親でした。自分が信頼していると思っていた学校の担任の先生にちょっと裏切られたこともあって、親だけじゃなくていろんな人の影響があります。

わたしは自分自身のなかの心の杖をみつけようと、社会学や医学を学ぼうとしました。人間関係のいろいろな傷を体験したので、やはりその体験があるから人間関係で修復できる、傷を手当できるのではないかと考えています。

ところで摂食障害を治療するにあたっても、食べる・食べないとか食べ吐きを兎に角止めようとかいう発想ではなく、その背景にある人とのかかわりとか心の寂しさとかそういうところを受け止めてあげるのが大切なのです。

○自分は変わりうるものだということを信じて欲しい

今いろいろなところでわたしが話をしているのは、以下の3つのことをみんなで話し合ってくださいということなのです。

ひとつめは、「自分自身が生活している場で安心できていますか?」2つめは、「困ったことはないですか?」そして3つめは、「どうしたらいいですか?」「何か力になれることはありますか?」ということです。それを是非家庭でも実践してほしいのです。母親であれば子どもに対して、「最近どう?困ったことある?」と声をかけたり、そういうことを多くの人に実践してほしいのです。質問して、自分自身も一緒に考えてほしいのです。

相手の気持ちを聴いて、一緒に考え、互いの考えを受け止めることが、大きな力になると思います。

さえぎらずに、アドバイスや分析なしにただただ気持ちを聴いてほしいのです。

聴いてほしいけれども、なかなかうまく気持ちを伝えられなかったり、受け止めてもらえなかったりすることもあります。そのような場合に、やはり人間には「やはりダメだ。もうダメだ。」と思ってしまうところがあるけれども、人間は必ず変わっていくものだと思うのです。あなた自身、そして自分自身も変わっていくのだということを伝えたいと思います。今日の自分と明日のあなたは違ってくるということ。それが人との出会いによって変わったりすることもあるので、あなたは変わりうるものだということを信じてほしいということです。そして、わたし自身も変わっていくのです。

あなたそして自分は変わりうるものだというのは、それは勇気が湧く言葉です。なぜなら、しんどいときは自分が変われるなんて思えないからです。でも周りから変われるよって希望をもらえると、それが力になるのです。

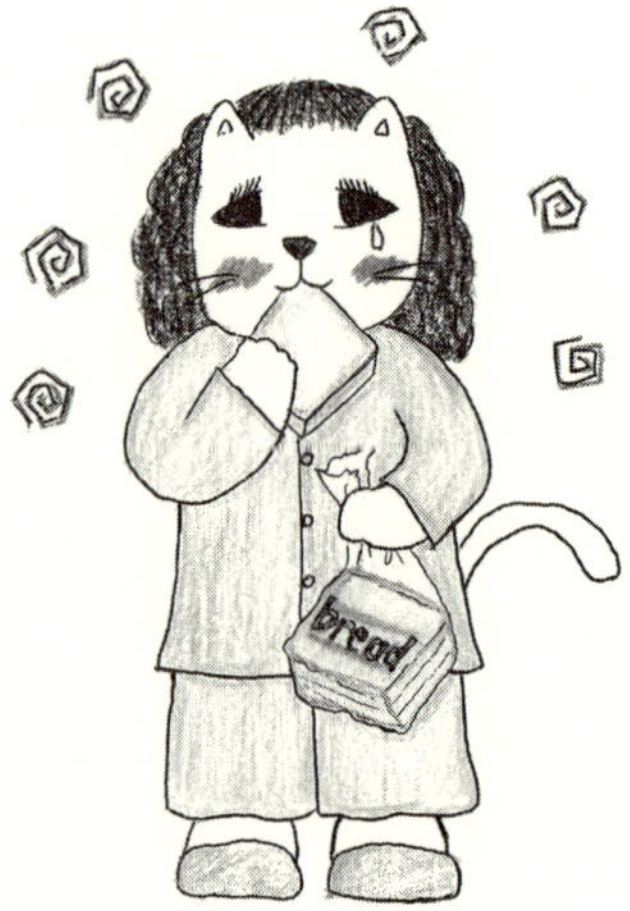

⑦ 専門的治療の問題点

A病院は有名な精神科の病院です。そこではいわゆる「親子分離」が治療に効果的であると唱えているようです。すでにわたしはこの問題を2組のご両親からうかがい、わたしたちが考える摂食障害の治療とは大きくかけ離れていると考え、とりあげることにしました。

○親子分離は正しいとりくみか

英語では parentechtomy という言葉があてはまります。すなわち親子が距離をおくことが治療的に効果があるというものです。たしかに子どもの立場からは親への過剰な依存が認められることがあります。親に下剤の調達を強いたり、あるいは自分で料理したものを親に無理やり食べさせたり、またある時は激しく親を攻撃する場合です。「なんで自分を産んだのか？　自分は産んでほしくなかったのに、あなたが無責任に産んだのだから責任をとれ」などと親を責めます。そしてさらにエスカレートして暴力が出現します。これは日本に特徴的な「家庭内暴力」です。最悪の場合には傷害事件にまで発展してしまいます。また親の立場からみてみると、「どうしてこんな子に育ってしまったのだろう」、「わたしの育て方が悪かったのだろうか？」「なにかわけのわからない大変な病気になってしまった」などとお子さんをとらえてしまいます。あるいは逆にまったく病気というとらえ方をせずに、「食べ吐きとか食べないとかは本人がだらしないから、あるいは気力の問題だ」として無理やりにでも当事者の食行動を修正しようとします。どちらのとらえ方にせよ、本人の食行動をますます悪化の方向に追いやってしまいます。実際30年ほど前には、S・ミヌーチンという研究者が食卓療法というのを提唱し、治療者が一緒に食卓で家族と食事をしながら、まずはこの悪循環をなんとかして断つことを目標にしていました。しかしこのような強制的な修正は、やはりうまくいかなかったようです。家族療法という視点は大変重要ですが、一時の隆盛はもはやみられていません。

○人格を正すとは

ある治療者は当事者の人格を治していかなければならないととらえます。はたしてこのようなとらえ方は正しいでしょうか？　わたしはそのようにはとらえていません。わたしの経験では食べ吐きをくり返してしまう、あるいは食べることができないという現象は、本人とは別の「摂食障害」という「モンスター」の仕業と考えるべきで、本人自身はとても素直でがんばりやの人が多いということです。したがって性格を変える必要は毛頭ないのです。ただあまりにも素直すぎたり、頑張りすぎてしまう自分がいるので、そのことをご本人がいかに自覚するかということが大事だと思います。決して本人の人格を否定する必要はないのです。

○治るとは

つぎに治るとはどういうことなのでしょうか？　少なくとも1年間も家族と一切会わせない、手紙も電話もお断りというような入院を強いて、一体本人のどのような部分を治そうというのでしょうか？　また食べ吐きあるいは食べないということが、実現すればよいのでしょうか？　治療者はそれを説明する義務があると思うのです。わたしは食行動は氷山の一角に過ぎず、その背景には当事者の方が自己に対する不全感や、寂しさなどを体験しており、家族や友人や学校や職場の人たちとの関係性を再構築していくことで、「安心できる環境」を提供してあげることが大切と思います。そうすると「～しなければ」という強迫的な心性から抜け出し、今の自分のままでいいのだという「自己受容」の段階に至ります。そうすると、ほとんどこれが「治った」ということに他ならないと思うのです。ある意味では摂食障害の病態は「自分探し」のプロセスではないかと思うのです。

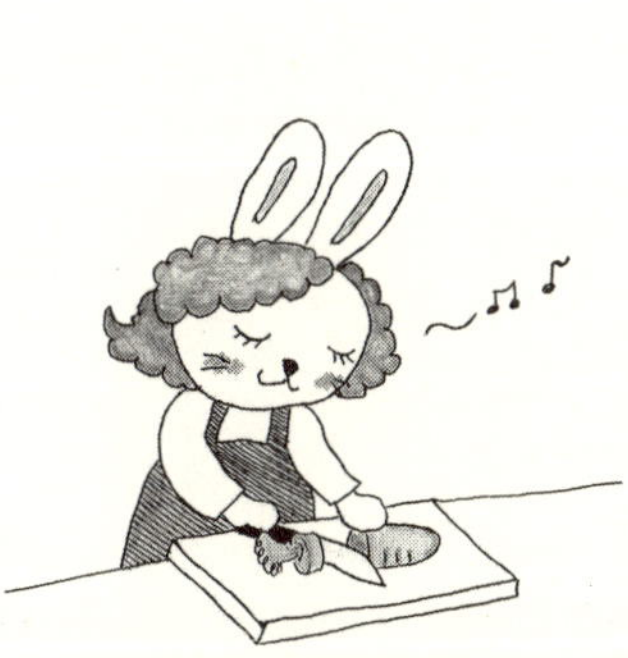

⑧ 食行動異常研究会

食行動異常研究会を引き継ぎ、年に2回の定例会と家族会を行っていくうちに、この家族会の役割の重要性をますます自覚するようになりました。

「食行動異常研究会」という名前を別の名前にした方がいいのではないかという意見もあります。食行動の異常を研究するというのはなにか研究者の集まりではないかと当初は思われていたのではないかと思います。この会はｐａｒｔ－Ⅱということで２００１年からずーと続けています。これは年に2回春と秋に定例会を行い、その他に不定期に家族会も行ってきました。この家族会にも毎回10名以上の方が参加するようになり、ここ数年はできれば毎月行うというような体制になっています。定例会と家族会を支えてくれている事務局の人たちは、わたしが娘さんの治療を担当した母親、栄養士や臨床心理士そして院生から構成されています。ｐａｒｔ－Ⅰの吉植先生が亡くなられたので、そのあとを私が引き継いだわけです。ｐａｒｔ－Ⅰとの相違は、前者がどちらかというと研究本位であったのですが、ｐａｒｔ－Ⅱのわたしたちの会はむしろ当事者―親―兄弟姉妹が中心となっています。最初はしかし、ご家族すなわちご両親が中心だったわけです。しかし話のなかで親御さんたちは、当事者がどのように考えているのかを知りたいというようになりました。そこで当事者の方にも呼びかけて参加してもらっています。多くは親だけあるいは当事者だけの個人としての参加ですが、なかには親子で参加してくれています。またこれまでの家族会はほとんど親だけが中心となっています。なぜなら当事者がいると話しにくいことがあるというのがその理由です。しかしわたしたちの会はそうではなくて、むしろ「自分の子どもも含めて、当事者がどのようなことを考えているのか知りたい」あるいは「当事者として、自分の親も含めて、家族がどのように考えているのか知りたい」ということでした。当事者と親が一堂に会して気持ちをもっと伝えあう、そのために情報交換をしていこうという主旨です。また「実は自分の姉が」とか「自分の妹が」ということで参加して来られた方もいらっしゃったので、「当事者―親―兄弟姉妹の会」といたしました。そのほかこの会は摂食障害に関心をもっている方にも開かれています。さらにこの会は大変めずらしい、全国にも例がないのではないかと思います。というのはこのような会の多くはクローズド（当事者のみあるいは親のみ）で運営されています。そして厳格な守秘義務が徹底されています。そして会の原則として「言いっぱなし、聴きっぱなし」が守られています。このような形態での運営は「自死遺族の会」でみることができます。自死で身内を亡くされた方は、自己の情報が漏れることに大変敏感です。したがってこのような厳しい約束事を守ること、そしてご遺族のみあるいは多くてもファシリテイター（会の運営者）だけが参加を許されます。それに対して、わたしたちの会は、互いに情報交換を行うことを目的としていますので、外に開かれています。そのことを初めに断って会が開かれます。だから参加者の発言に対していろいろな意見がだされます。「いまは大変だけれど、きっとよくなると思います」などの発言です。ご自分の経験からこのようなことが言えるのです。これまでの経過をみても、この会に参加したことで大きく傷ついたという方はほとんどいらっしゃらないのではないかと思っています。当事者や家族でなくとも、摂食障害に関心を持っている方にも参加してもらっていますが、「摂食障害のことをもっと知りたい」とか「何らかの形で得られた知識を活かしていきたい」あるいは「協力したい」という方の参加も歓迎しています。これまでの摂食障害に対する偏見が少しでもなくなっていくために協力していただきたいと考えています。

○回復のプロセス

これは家族会でのある父親Aさん（63歳）から得られた「回復のプロセス」についての発言です。35歳になる拒食症の娘を抱え、長い間娘とその症状に真摯に向き合い、ときには「お父さんはわたしのことちっともわかってない」と言われて、父親としてのこれまでのかかわりに自信を失い、途方に暮れることもあったといいます。摂食障害に関する本を集めて読み、そのなかから娘へのかかわり方をいろいろ学ぼうとしていました。しかし、実はそのような姿勢自体に問題があったのです。いくらすばらしいと思う言葉を語っても、他人や本からの借り物の言葉では娘には通じなかったことに気づいたのです。実際多くのご家族がこのような隘路に入り込んでしまうことがあります。わたしもこのような書物で発言していること自体に矛盾があるかもしれませんが、家族会では「本に頼らない」、「本を信用しない」、「書を捨てて娘さんに真摯に向き合おう」などと家族に伝えています。「実際摂食障害の本をわたしも書いてしまっているのですが」と参加者の笑いをさそいながらです。要は親として白紙で娘、あるいは子

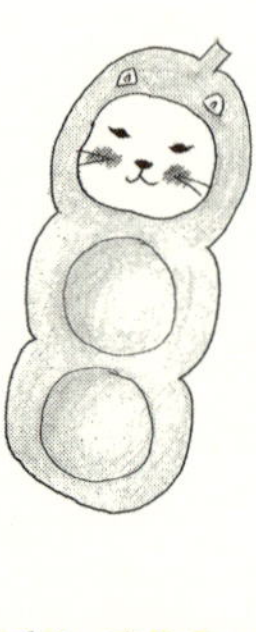

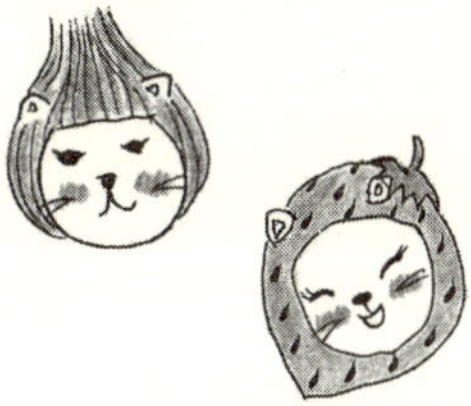

どもに対峙すること、逃げないこと、そして「この子には今なにが起こっているのか」「この子は今なにを求めているのか」そして「親として、あるいはそばにいるものとして何をしてあげたらよいのか」を本や専門家の言葉に惑わされずに、その時々やその場で親自身が肌で感じ、そして考えていくことなのです。Aさんがこのようなことを自覚するようになったのは、父親なりの長年（20年に及ぶ）の娘との葛藤があったからこそたどり着くことができた「気づき」だったのです。家族会はこのように参加者一人ひとりの体験から多くの貴重な情報が得られ、学びの場となっています。そして親子の人間的な成長の場ともなっています。わたしたちの家族会の特徴は親だけでなく、当事者である子どもも参加していることです。「子どもに言いにくいことがあるから親だけで集まるべきだ」という意見があるかもしれませんが、むしろ言いにくいことを子どもに伝えようとしないこと自体が問題であり、この言いにくいことを子どもに素直に伝えること自体が重要ではないだろうか？　また逆に「当事者だけで集まるべきだ」という意見があるかもしれません。これも同じように疑問が残ります。当事者だけで互いに気持ちを理解し合い、支え合うことができるのはいいのですが、ときに自分たちの病気に逃げ込み、病気の本態を知り、対処していく力を養っていくことができなくなるのではないかと心配します。むしろわたしたちの家族会は「当事者・親・兄弟姉妹の会」と名づけており、親子で参加する人たちもおり、毎回の家族会に参加してくれて互いのかかわりの経過を報告してくれます。そのなかで、ときにバトルをくり返しながらも逃げずに向き合っているうちに、子どもが自分をみつめなおし、食べることの必要性を認め、学校での勉学や仲間との交流を楽しむようになり、親自身も当初は「この子は一体どうしてしまったのだろう」、「なにかわけのわからないとんでもない病気になってしまった」、「わたしもどうしてよい

かわからない」などと混乱していたのが、「今のままでよいのだ」と自分自身にも自信をもつことができるようになっていくのです。実際家族会に毎回のように参加してくれて、毎回異なった表情をみせてくれて、しかも互いに「今の自分でいいのだ」というメッセージを与えてくれるのは大変他の参加者にとっても大きな収穫になっています。さらにこの家族会は、精神科医という専門家のわたしが司会をしているという特色があります。ＰａｒｔⅡを立ち上げた時に世話人になってくれた先生方の多くが、「家族、ましてや当事者を入れているのは問題である、なぜなら会が混乱してしまう」というご批判をいただきました。しかし今、「互いに白紙になって向き合う」こと、そして立場性を乗り越えてこのような作業を行っていくこと自体が回復のプロセスの大きなカギになっていることにわたしたちは気づき始めており、またそれだからこそさまざまな立場の人たちの参加も歓迎しているのです。今後は学校の先生、特に養護の先生にも入っていただきたいと考えています。心理系の学生の参加も受け入れていますが、「論文を書いたらさようなら」というようなかかわりではなく、ひとりの人間として白紙で向き合うこと、そして心理の立場から「自分になにができるのか」を考えていくことの大切さに気づくプロセスがここでも認められます。

○参加型アクション・リサーチ

家族会の会合では時々以下の3点について参加者からの意見や報告を求めています。①今あなたは安心して生活できていますか、②困っていることはありますか、③どうしたらよいと思っていますか。

すると参加者からさまざまな意見がでてきます。摂食障害の症状に限定することなく、いろいろな視点を話すことができます。そしてどのような時期に家族や子どもがいて、いま何をなすべきかもわかりやすく、把握することができます。そしてそれぞれの立場からの解決法を考え、実践していくのです。焦点があいまいという批判があるかもしれませんが、むしろいろいろなテーマについて話し合うことができる方が、それぞれの生活のありようをとらえなおすことができるのではないかと考えます。

家族会の体験を踏まえて、参加者のさまざまな発言から摂食障害の回復のプロセスに視点をあて、その各段階において果たす家族の役割、すなわち「家族がするべきこととしてはいけないこと」についてまとめてみました。このまとめはそのまま家族会においても提示されることで、家族のさらによりよい気づきに結びついていくことと思われます。当事者・親・兄弟姉妹そして専門家など、それぞれの立場にある人たちが、立場性を超えて集まり、意見を言い合うことがこのような内省を生みだすことができたのではないかと考えます。

○時期を見計らうことの大切さ

今、自分は、そして、子どもは、どのような時期にあるのかを見計らうことが大切です。しかし多くの場合、これがよくわかりません。当事者としても、今自分がどのような状態なのか、どの段階にあるのかわからないことが多いのです。

○摂食障害をどのように理解するのか

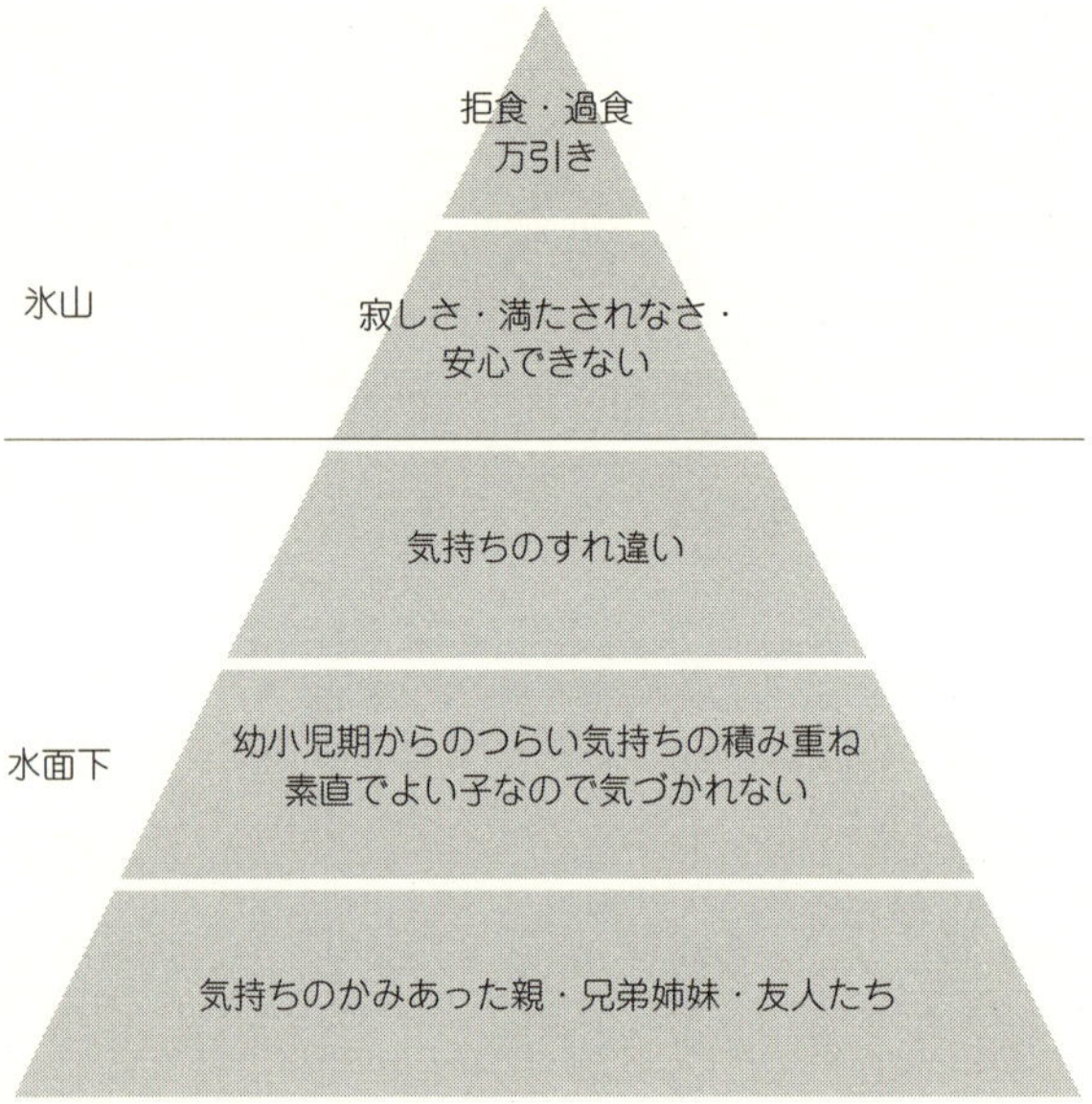

家族会でなにを話そうかなといろいろ考えていたときに、思いついたのがつぎの図です。実は本当は自殺予防の講演会の準備をしていて、思春期の子どもたちの自殺やいじめ、虐待や暴力、不登校や引きこもりの現象をどのように説明したらよいのかと考えているうちに頭に浮かんだ図でもあります。しかし実はその前に、大学の教員同士の勉強会（FD）で欠席する学生たちのことが話題に出たときに、「大事なことは欠席する学生は氷山の一角であり、実は登校している学生のなかに安心して、楽しく学園生活を送ることができず、悩んでいる人たちがいるのであり、欠席への予備群ととらえるべきではないか」と思ったのです。そのときに氷山が頭に浮かび、そのことが思春期の子どもたちの問題行

動をどのように把握したらよいのかということに結びつき、さらにこのような図にたどりついたのです。

まずこの図でみるように、はっきりと客観的にも把握できるのは実際の問題行動です。それは拒食・過食・嘔吐そして万引きなどです。そしてこれらの問題行動の程度はそれぞれの当事者によってさまざまです。軽い人もいれば、重い人もいます。経過の短い人もいれば、長い人もいます。また拒食だけが続く人もいれば、拒食から過食に移行する人もいます。そしてその過程で嘔吐が出現する人もいます。これらが氷山として観察できる部分なのです。

しかし実は水面下にもっとたくさんの事柄があるのですが、みえません。それをみえるようにしていく作業が求められているし、それを理解していくことが家族会の役割なのかもしれません。

まずはこのような行動を起こす人たちの気持ちを探ってみると、やはり寂しいとかなにか安心できない、そして心のなかが満たされないということがあります。そしてこの水面下の部分を探っていくのに格好の場所が、この当事者・親・兄弟姉妹の会ではないかと思うのです。実際の現場での声をしっかりと受け止め、そして分析していくことで何が問題なのかがわかってくると思います。これまでわたしは大学病院や一般の精神病院そしてクリニックで摂食障害の患者さんと接してきました。そして薬物療法や行動療法そして絶食療法などのさまざまな治療法を試みてきましたが、いずれも明確な治療法を提唱するに至っていません。

さて冒頭の父親の話にも戻りますが、Aさんが話してくれた摂食障害の回復のプロセスは以下のようです。「治っていく過程はまず自分のなかで〈治りたい〉と思うこと、つぎに〈治したい〉、医者にしがみついてでも治したいという気持ちがでてくる。そのつぎの段階は〈自分はそのままでいいんだ〉、〈存在していてもいいんだ〉と思えるようになること。そして最後の段階は〈自分にはやさしいところがあるんだ〉など自分を肯定できるようになっていく」。これはこの父親が長年の娘とのかかわりのなかから見出した回復のプロセスなのです。このプロセスが始まる前に〈どうしてよいかわからない〉という混乱の時期があります。以下、それぞれの段階に分けて、「家族のすべきこと」そして「家族がしてはいけないこと」について述べることとします。しかしこの両者はコインの裏表の関係にあり、特に意識して分けないで述べていきます。

○混乱期：〈どうしてよいのかわからない〉

これは発症当初の時期でもあります。当事者としてもいつの間にか拒食あるいは食べ吐きを行っている自分に気づき、戸惑うのです。異常な食行動を始めた子どもに気づき、親もびっくりするわけですが、一番してはいけないことは「悪いことをしている」、「常軌を逸した行動である」、「不謹慎である」などと短絡的に決めつけ、わが子を叱り、そして無理に食べさせるなど強制的に親の権利をふりかざしてしまうことです。「子どもは自分の所有物」といった意識もこのような行動を助長していると思われます。子どもは自分でも自己判断できない、混乱した状態ですが、心のなかの不安や寂しさややりきれなさを感じているのであり、その気持ちを誰かと共有したいのです。また過食・嘔吐がくり返される、わき目もふらずに過食をする子どもをみて、「こんな子どもに育てたつもりはないのに」など子どもの人格を否定するような言動をついついしてしまうのです。これは子どもにとっては親から見放された体験となり、ますます孤立感や親に対する不信感を強めてしまいます。したがって、この段階で親がするべきことは、偏見を排して子どもに向き合うことでしょう。そしてもちろん愛情をもって見守ることでしょう。やせが進行している場合には、本人自身もどうしてよいかわからない状態であり、目安として標準体重の55～65％以下になる場合には入院を考慮しながら早めに専門家に相談します。大事なことはこれを本人にも伝えながら行うことです。頑固に治療を拒否する場合もあるかもしれませんが、粘り強く説得し、それでもダメなら最終的に親の権利を行使します。子どもにはこのままでは身体的に危険であること、今はまず身体を危険から守るために必要な入院であることをきちんと伝えます。そして一緒に経過を見守るのです。

○自分は蚊帳の外で関係ない

当初は親として、自分には関係がない病気ととらえてしまいます。そしてそのこと自体がこの病気を長引かせる誘因となります。親のかかわり方が影響しているということはひとつも考えなかったのです。しかし親としてまず、白紙の状態できちんと子どもに向き合うことで、子ども自身の内面に「心配してもらっている」という自覚が芽生え、そのことが摂食障害の症状にもよい変化をもたらすのです。どこか専門家に依頼すれば、すべて良くなるし、自分たちの問題ではないというとらえ方が認められます。たしかに親だけに原因があるとするとらえ方は一面的ですが、親の問題ではないとするとらえ方も一面的です。周知のように摂食障害は、本人の性格や親との関係さらに幼小児期の育ちのプロセスや友人や

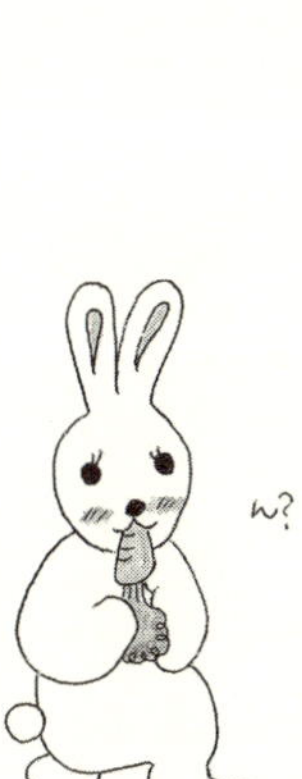

知人からの影響、学校の影響などさまざまな要因がからんで生じている事態といえます。とくに幼小児期の発達で重視されるのが、愛着（アタッチメント）体験です。多くの摂食障害のケースで、幼小児期の愛着体験が不安定であると思われます。幼小児期に母親あるいは代理母と目と目、肌と肌で交流し、気持ちを分かち合う体験が得られていないのではないでしょうか。乳幼児は母親または代理母からきちんと自分の気持ちを理解してもらい、しっかりと受け止められているという体験があると、そこに安心感が生じ、親から離れてさまざまな周囲世界を探索しようという行動が始まるのです。

○過食をやめたいがとまらない

さらに摂食障害のタイプや時期によって異なりますが、当事者も過食・嘔吐が続き、毎日のようにくり返されるために「一体自分はどうなってしまったのだろう」と悩みます。自分の症状を誰にも話せず、ある日「どうもトイレがにおう」ということで親が初めて気づきます。親に症状を話しても、親の理解が得られないと、ますますつらくなってしまいます。親しい友人にもなかなか話すことができません。「もし嫌われたらどうしよう」というような不安が邪魔をしてしまいます。この混乱期は数年続くことがあり、当事者本人のみならず親や周囲の人たちにとっても一番つらいときではないかと思います。

○おかあさんが怖い

当事者である本人に一番かかわっているのが母親であることが多いため、母親はついつい本人に厳しくあたってしまいます。「なにをしてるの」とか「しっかりしなさい」、「お姉さんでしょう」あるいは「なんで普通にたべることができないの」などです。また母親は、結婚して新しい家族関係に、たとえば父親の両親と同居を始めた場合に、義母からさまざまな指摘をされることがあります。子育てや食事や家事の一つひとつに注文をつけられたりします。いわゆる「嫁―姑」関係です。嫁の立場の母親にとっては、新たな家族関係のなかでかなりのストレスを受ける場合があります。そのようなストレスをついつい子どもに向けてしまうのです。さらに子どもが摂食障害になって、不登校や引きこもりになるとさらに注文が激しくなります。「おまえの育て方が悪かったのではないか」などと言われてしまい、母親も自信を失います。そしてこのような母親はついつい子どもに「なんでちゃんと食べないの？　お母さんが嫌いなの？」とか「お姉ちゃんはちゃんとしているのにあなたは？」あるいは「ちゃんと学校に行きなさい」など、親の立場として権威をふりかざしてしまいます。そのような母親を目のあたりにした子どもは当然「お母さんが怖い」という反応になります。実際にこのような立場におかれた母親は、治療者の前に現れても表情は緊張して固く、余裕がなく、本当に怖い表情を呈します。母親自身がこれらの誤解から開放され、母子ともどもに新しい視点に立った絆づくりが求められます。

◯「治りたい」と思う時期

この時期はまだ当事者はようやく自らの食行動の異常に気づき、なんとかそれをなくしたいと考えます。治りたいということは、当事者自身もまだ他者依存的です。この時期はさまざまな相談を親に持ちかけますが、ときに無理難題を親に向けてきます。自分は食べないで親に食べさせようとしたり、過食をしてしまったときには親に下剤を買いに行かせたり、食事の献立でいちいち「なぜこんなカロリーが高いものを食べさせようとするのか」などと親に食ってかかるなどの行動化です。あるいはこの「過食したい気持ちをどうしたらよいのか」などを親に答えさせようとします。このようなときに本人の言いなりになっても、あるいはなんとか説得して、無理やり本人の行動を修正しようとしても、なかなかうまくいきません。他者依存の気持ちがなくならない限りは困難なのです。この時期には一つひとつの子どもの要求に振り回されずに、その時々の問題を親子一緒に考えていくことであり、親子ともども他者、具体的には専門家に治療を任せるのではなく、親子ともども主体的に動き始めることが治療の進展につながっていくのです。そうでないといつまでも治療者を求め、「あの人はだめ、この人もだめ」などと絶え間なくドクターショッピングをくり返すことになってしまいます。当事者の立場としても他者にのみ救いを求めてしまうと、結局うまくいかずに専門家や親に対して攻撃的になったまま月日が過ぎ去ってしまうのです。またこの時期には親子共に「何が原因で食行動の異常が起こってしまったのだろう」と犯人捜しを行います。しかしこのようなとらえ方自体が治療の進展を阻むことになります。なぜなら親子ともども摂食障害の症状と自らの心の持ち方が関連しあっていることに気づいていないからです。不安気に、そして硬い表情で子どもに接する親のかかわりを考えてみましょう。親としては「何とかこのわけのわからない病気を治したい」と思っているかもしれませんが、子どもにとっては怖い存在になってしまいます。「お母さんが怖い」という当事者の言葉が面接の場でセラピストに伝えられることがあります。ここでも問題は、親としていつしか外にのみ関心が向けられ、子どもの気持ちをきちんと受けとめることができなくなってしまっているのです。「原因探しすなわち犯人さがしをやめよう」というのがこの時期に大事な視点なのです。

○治るということ

ところで一体〈治る〉とはどのようなことを意味するのでしょうか　ただ普通に食べることができればそれでよいのでしょうか　普通に食べることができても、不安や焦燥感、抑うつ感や孤独感があり、引きこもりの生活が続き、誰とも気持ちを伝え合うことができなければ〈治った〉とは言い難いでしょう。食事だけの問題でなく、人とのかかわりのなかで、あるいは社会のなかで「いかに生きるか」ということが問われているのです。摂食障害の当事者はまさしく、このような課題に直面するのです。別の意味では摂食障害という病を引き受けたからこそ、何も障害のない人よりも自己の課題に早く気づくことができたといえるでしょう。過食・嘔吐の症状は残存していても、そのことだけにとらわれずに、それはそれとしてさまざまな生活上の問題や社会的な問題にとりくみ、自己の資質を伸ばしている人こそ摂食障害の予後を示唆しているのではないかと思うのです。

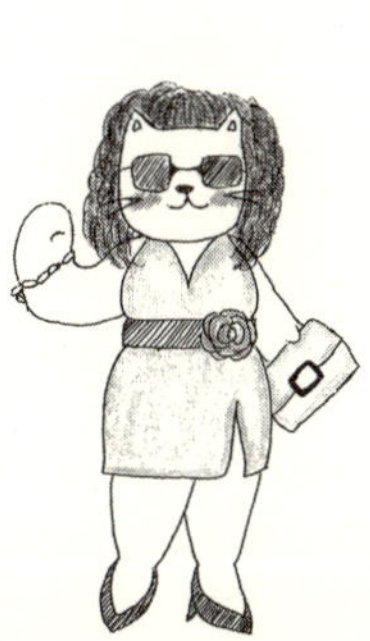

○「治したい」と思う時期

この時期になると、これまでの「他者への要求と他罰」の悪循環から抜け出し、自分自身のなかの「自己治癒力」に気づくようになっていきます。また親も「子どものためにすべて自分を犠牲にする」というような考えを改めて、自分自身が「いかに生きるか」という問題にとりくみ、子どもに対してもひとりの自立した人間ととらえることができるようになっていきます。そしてこれまでわが子に対して抱いていた「疑いの目」は、実は子どもの存在を否定するようなとらえ方であったことに気づいていくのです。そして当事者としての子どもは摂食障害の症状に対しては極力人間として必要な「食べること」を受け入れていきます。そして症状とは別の自己の資質を開花させていくことにエネルギーが向けられていくのです。したがってこの時期に親が行うべきことは、食事だけの問題のみをとりあげて話し合うのではなく、食事以外のテーマ、すなわち友達関係や学校や将来のことなど、本人の社会的なあり方を話題にしていくのです。子どももようやく、それまで四六時中食べ吐きのことや、食事のことに振り回され、それ以外の生活の事柄を考えることができなかったのが、親や周囲から気持ちを受けとめられてからは、心のなかに安心感も芽生え、本来の生活上の関心に目を向けられるようになり、友だちのことや学校のこと、自分が社会のなかで行動したいことなどが話題になってくるのです。問題は親として、「治したい」一心ではありますが勝手な判断で、本人の意思に反して無理やり治療者を決めたり、入院を強いたりすることであり、「自立」という視点が欠落してしまうことでしょう。

○自己受容の時期：〈そのままの自分を受け入れる〉

この段階になると、当事者としても自分自身をそのまま受け入れるようになってきます。森田療法的にいえば、「あるがままの自分」をそのまま認めるということです。それまでは「自分のすべてがいや」、「外見が気に入らない」「肥っている」など自己否定的でしたが、そして拒食や過食・嘔吐などの行動化によってこの事態に対応しようとしていましたが、自己受容をすることで食行動の面でも変化がみられ、不安なまま必要な食を受け入れながら、自己実現の道を歩もうとするのです。そして親としても本人の揺れ動く気持ちをそのまま受け入れて、「今のあなたでよい、存在していること自体がわたしたちにとってうれしいこと」と伝えてあげます。こうして、当事者の子どもは親からの深い愛情によって支えられていることを実感し、安心して生活できるようになっていくのです。問題は、親として子どもの悪い面だけに目を向けて、それを指摘してしまうことであり、再び子どもを自己否定の方向に押しやってしまうことなのです。

○自尊感情出現期：〈自分のいい面に気づく〉

摂食障害の回復のプロセスで、最終ゴールという時期です。食行動の異常が多少尾を引いていても、それはそれとして受け入れることができ、食行動以外の人とのかかわりや自己の社会性の実現に向けたとりくみを行うことができるようになります。まだまだいろいろな面で自信をもつことができませんが、それでも前向きにさまざまな事柄に向き合い、ときに自己のいい面も素直に認めるようになります。それまでは、友人などから褒められてもなかなか素直に受け入れることができない自分がいたのです。また親もそれまで当事者としての子どもの悪い面、否定的な面にのみ目を向けていたのですが、ようやく本人のいい面に気づくようになっていきます。たとえば、思いのほか親思いであるとか、友人や兄弟姉妹に対して優しい面をみせたりします。そのようなときに親は素直に本人を褒めてあげることを忘れてはならないでしょう。問題は、ついつい他の子どもと比較して、「もっとしっかりしてほしい」と思い、「まだまだね」などと厳しい発言をしてしまうことなのです。

家族会に参加してくる当事者や親の方々からの話をうかがうと、回を重ねるごとに親子双方にこのような心の変化や回復のプロセスをたどることができます。このプロセスこそが摂食障害の治療としても大変重要な体験であると考えます。そしてその場に参加している人たちにとっても、それぞれの人生を豊かにしていく貴重な場となっています。ここでこれまでの回復のプロセス、そしてそれぞれの段階で当事者が考え、そして感じていること、そして親としてあるいは家族としてなすべきことと、してはいけないことをまとめてみました。

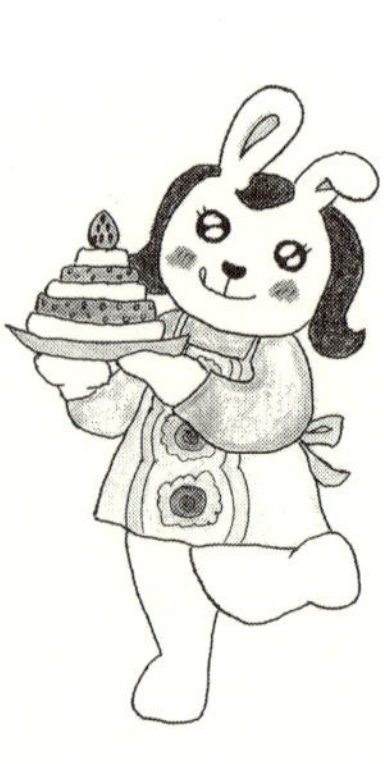

回復のプロセス	当事者の思考や感情	家族がすべきこと	家族がしてはいけないこと
混乱期	自己喪失感と身体化ならびに行動化（拒食・過食・嘔吐のくりかえし）不安や寂しさが背景にあり、しかも気持ちを伝えることが困難	親は逃げることなく、本人の気持ちを受けとめ、どう支え、どのようにつなぐことができるかを考える。やせが進行している場合には入院を考慮し、専門家に早めに相談	親も自己喪失し混乱、本人への否定的な言動をくりかえす。父親は母親に責任転嫁。原因さがしをする
他者依存期	親や治療者に依存、思うように動かないと批判・攻撃する。引きこもりなどの行動化	本人の言いなりになるのではなく、病気を理解し、今なにが必要なのかを一緒に考えて協力する	親は病気と関係ないととらえ、専門家に一任しようとする。治らなければ専門家を批判・攻撃
自立期	自己の責任と判断で治療者を選び、納得のいく治療を引き受ける。自己治癒力への気づき	本人の気持ちに寄り添って一緒にどのような治療が必要なのかを考え、支える	一方的に親の独断で治療や入院などを決めてしまう。本人の意見を無視する
自己受容期	自己のいい面も悪い面もそのまま受け入れる。不安なままにできることに手を出していく	今の本人のありのままを認め、「存在していることがうれしい」と伝える	本人の悪い面や否定的な部分だけをとりあげて指摘、食事のみをテーマにする話し合い
自尊感情出現期	自己の資質に良い面があることに気づき、それを伸ばしていく	本人の気持ちを尊重し、愛情を示しながら見守る	本人の悪い面にのみ固執、いつも否定的な言動をくり返す

⑨ 家族の対応についての提言

○引き起こされる悪循環

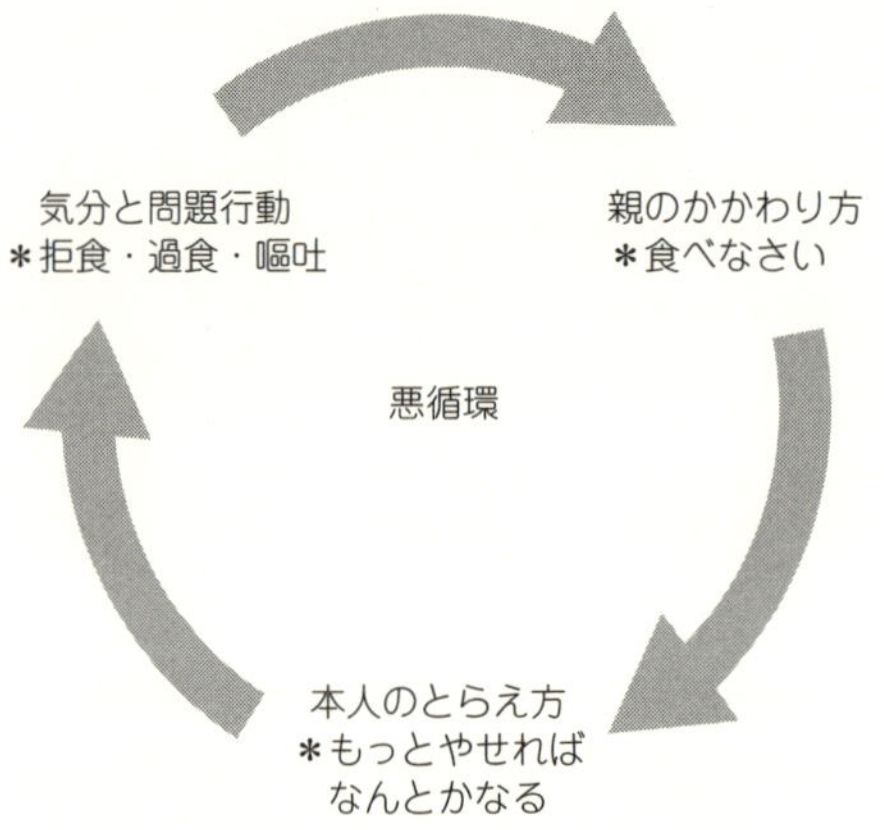

図のような悪循環が形成されていると思います。まず本人のとらえ方ですが、ある時点から「やせたい」と思うようになります。その契機になるのが周囲の人のちょっとした、なにげない一言であったりします。そして我慢して食べないでいられたときに気分的に爽快感を味わうことができます。

その他さまざまな親のかかわり方が悪循環に陥る契機となります。たとえば娘が小さなお弁当箱を要求しますが、母親としてはつい心配なのでお弁当をぎゅうぎゅう詰めにしようとします。母親としては心配のあまりの行動なのですが、娘としては「余計なおせっかい」と受けとめてしまい、母親に対する拒否

「感性の大切さ」

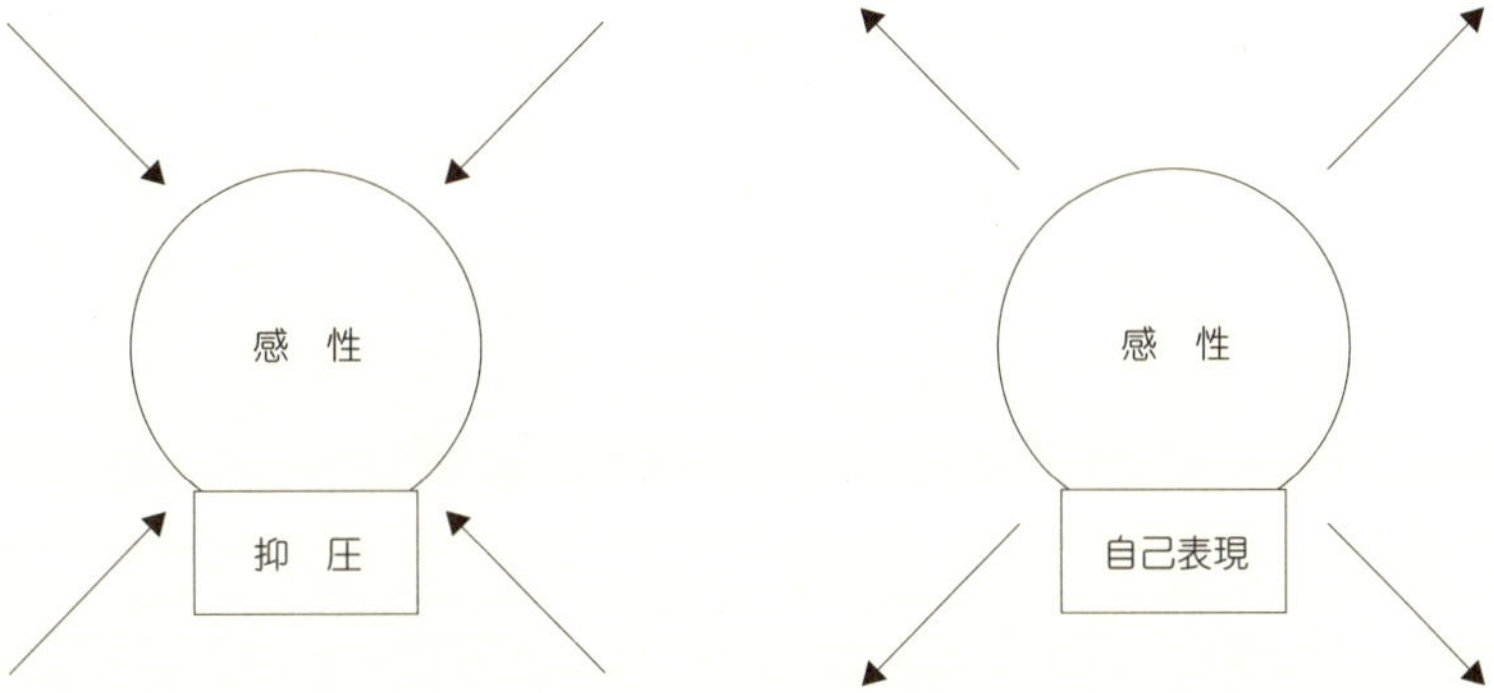

感にむすびついてしまいます。そしていったんこのような拒否感が成立すると、なかなか修復は困難になります。

あるいは食べ吐きを続けている娘が、心配のあまり母親に「ねえお母さん、わたしは肥っていると思う?」と質問します。娘としては頼る人が母親以外にいないため、これは当然の反応なのです。しかし母親は、なんとか娘を傷つけないで答えようとするあまりに、その答えがかえって不自然になってしまうのです。答え方はどちらに転んでも同じです。すなわち「肥ってなんかいないわよ」と答えたとしても、母親の返答のしかたが、なにか声がうわずっており、本心ではないと娘は受けとめてしまうのです。さらに逆に「ちょっと肥ったかな」と答えても、娘としては事実を指摘され、やはりショックを受けてしまうのです。このような質問にそれではどのように答えたらいいのでしょうか? むしろ言葉にとらわれずに自分の気持ちを素直に相手に伝えることが大切だと思います。むしろ言葉だけの表面的な回答ではなく、気持ちをこめた応答が求められていると思います。「専門家ではないからわからない」という回答もひとつの選択肢ではないかと思います。

最近わたしは感性という言葉の大切さに気づくようになりました。すなわち摂食障害の患者さんは、今まで自己の気持ちを表現することをためらい、自己の内面に抑圧してきたのです。今大事なことはそうではなくて、素直に自己表現していくことなのです。ですから親のかかわり方としても、自分の感性を大切にして、娘に表現してほしいと思うのです。大切なのは、いかに応えようとも娘に対する思いやりの気持ちが、伝わっているのかどうかなのです。

したがって、家族や周囲の人たちのかかわり方も本人が自然な自己表現ができるように働きかけることが大切です。ときには喧嘩することも感性の表現ととらえていいと思います。

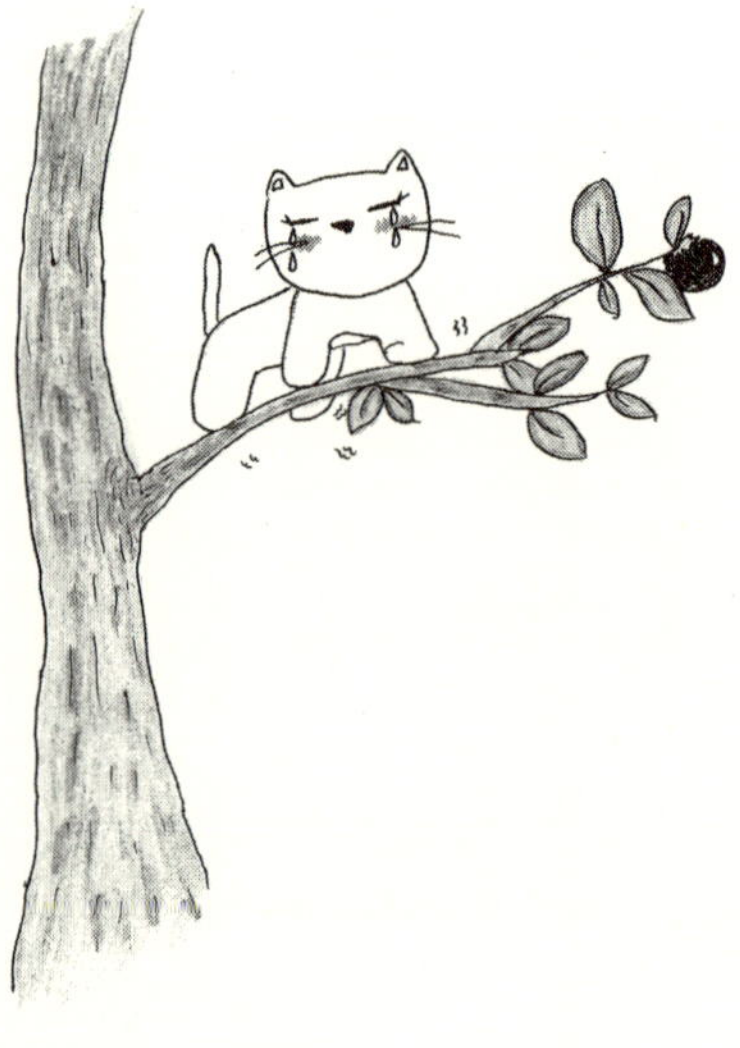

10 わたしのセラピー

わたしはこれまで摂食障害の患者さんに対して、さまざまな治療法を行ってきました。そこで思うのは入院治療で一番効果があったと思うのは絶食療法なのです。これはまず10日間は個室で過ごし、しかも1日500㎖の点滴だけで食事はせずに過ごすのです。やせ願望のある患者さんにとってはこれは歓迎すべきことなので受け入れる場合が多いのです。4日目くらいまでは不安な気持ちで過ごすのですが、その後は不思議と安定した気分で過ごすことができます。11～15日までは復食期といい、当初は流動食から始めて3分粥、そして7分粥と進み、5日目には普通食に戻ります。復食期の初日は食べることのありがたさをしみじみ体験します。また、生きていることのありがたさを実感します。そして、自分を一生懸命育ててくれた両親に対して感謝の気持ちが芽生えてきます。そして15日目に両親との面会が行われます。そして復食期には庭に出て外界を観察します。このプロセスは森田療法の治療経過に準じたものです。そのあとは病棟内での作業や芸術療法などを行って3－4週間で退院となるものです。この絶食療法を可能にするには、看護師を含めコメディカルの支援が必要です。このような研修がないと、たとえば看護師が患者に「どうして食べないの」などの不用意な言葉を投げかけてしまいます。きちんと摂食障害の治療経過について把握しておく必要があります。

最近はこのような入院療法ができなかったため、外来での治療に切り替えました。そして毎回の外来の面接時にコラージュ療法を行うことが多くなっています。もちろん患者さんにそのような治療を受け入れるかどうかを打診します。なかには数回行って、「もういいです」と言う患者さんもいます。その場合にはその患者さんに適した、他の治療法を模索します。たとえば、ある患者さんはむしろ「対話療法」を好むことがわかりました。1週間の間に起きたさまざまなエピソードを治療者に語ることが、コラージュを作るよりも大切に思えてきたのです。その場合にはしっかりと患者さんの気持ちを聴くことを心がけています。親との対話ではなかなか納得できないことが、治療者から言われるとなんとなく受け入れることができるのです。コラージュ療法を含めた治療過程をご紹介します（もちろん本人の了承を得たうえで掲載させていただきます）。

これは14歳のAさんの作品です。当初はある医療機関に入院していて、親との分離が必要であること、本人の自我の再形成が必要などと治療者側から伝えられ、まったく自信を失っていました。セカンドオピニオンの依頼を受けてからわたしの方に通うようになりました。身長は155cm、体重は45kgで、ポニーテールで色白の、目鼻立ちの整った顔でジャージー姿で入室しました。当初はしかし、緊張からかほとんど笑顔をみせませんでした。母親には「どちらの病院にするか自分で決める」と伝えていました。わたしは「人間には自分では気づかない良い面が必ずある。Aさんの中にも、自分では気づいていない良い面がいっぱいあると思う。今の自分をそのまま認めて、受け入れてあげることが必要」と伝えました。それまでのAさんの1日のスケジュールを聞くと、やせたい一心で、強迫的なプログラムが用意されていました。たとえば、朝はバナナと豆乳とミネストローネ、お昼は大麦わかばなど、食べるものは自分で作る量も厳密に決めて食べ、そして夕方にはストレッチとチベット体操を40分、洗顔を5分、宿題を20分、足のマッサージを20分、食事を1時間というようなスケジュールでした。それに対しては「ゆっくり、のんびりいきましょう、それで大丈夫」ということを繰り返し本人に伝えてきました。わたしの外来にはきちんと毎週1回受診してきています。4回目の面接でコラージュ療法について説明したところ、「やってみたい」ということなので、面接5回目から2週間に1回の割合で始めました。

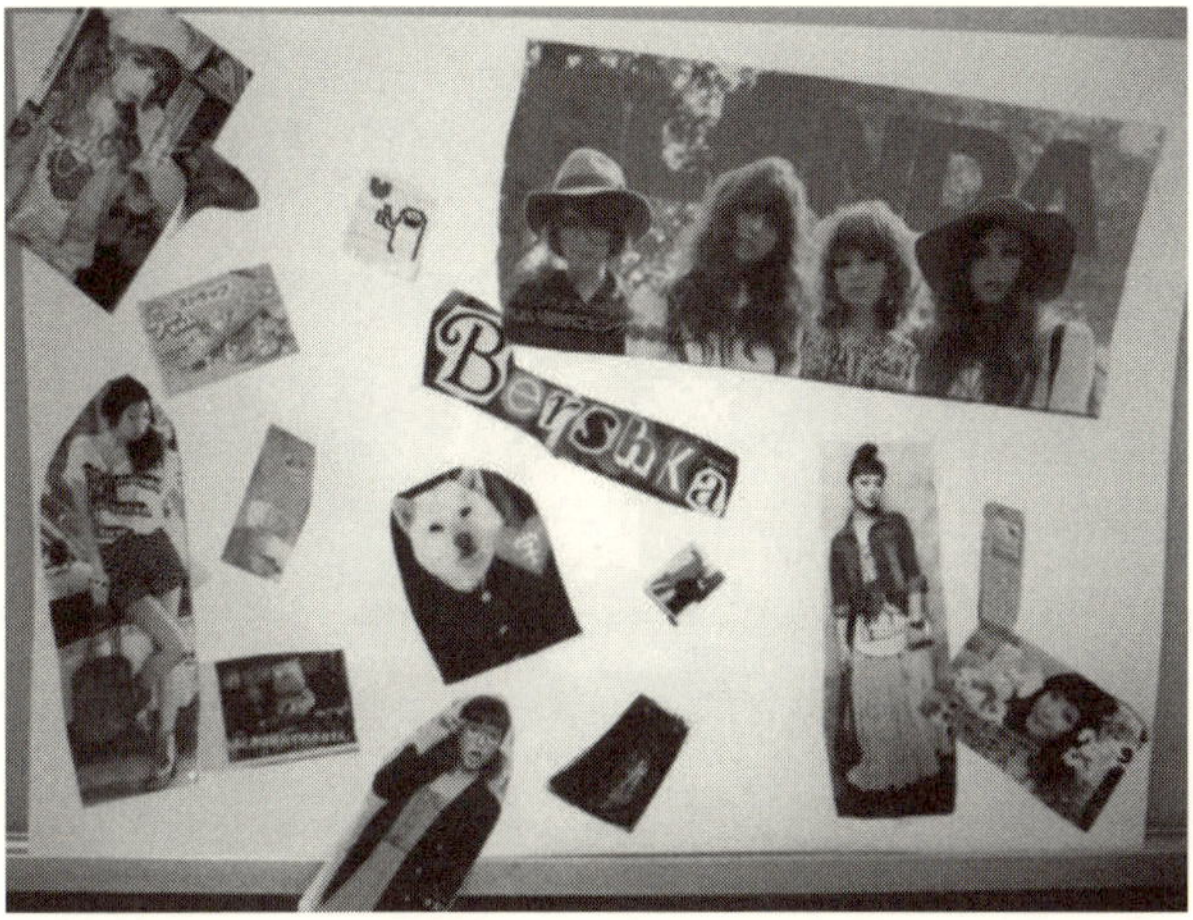

＊1回目のコラージュ作品

・1回目のコラージュ作品。

わたしの隣に座り、机の1部を借りて用意してきた雑誌を見ながら、ややわたしとの距離を気にしつつ、持参した雑誌の切り貼りをし、40分ほどで完成させました。自己の理想像と思われる若い女性の写真をいっぱい貼っています。ひとり、画用紙の枠外にはみ出しています。これはわたしが「雑誌をめくって、気になったものを切って貼りつけてください。はみ出してもいいです」と教示したことに触発されたようです。ソフトバンクの宣伝の犬も貼られていますが、自分でも犬と猫を飼ってい

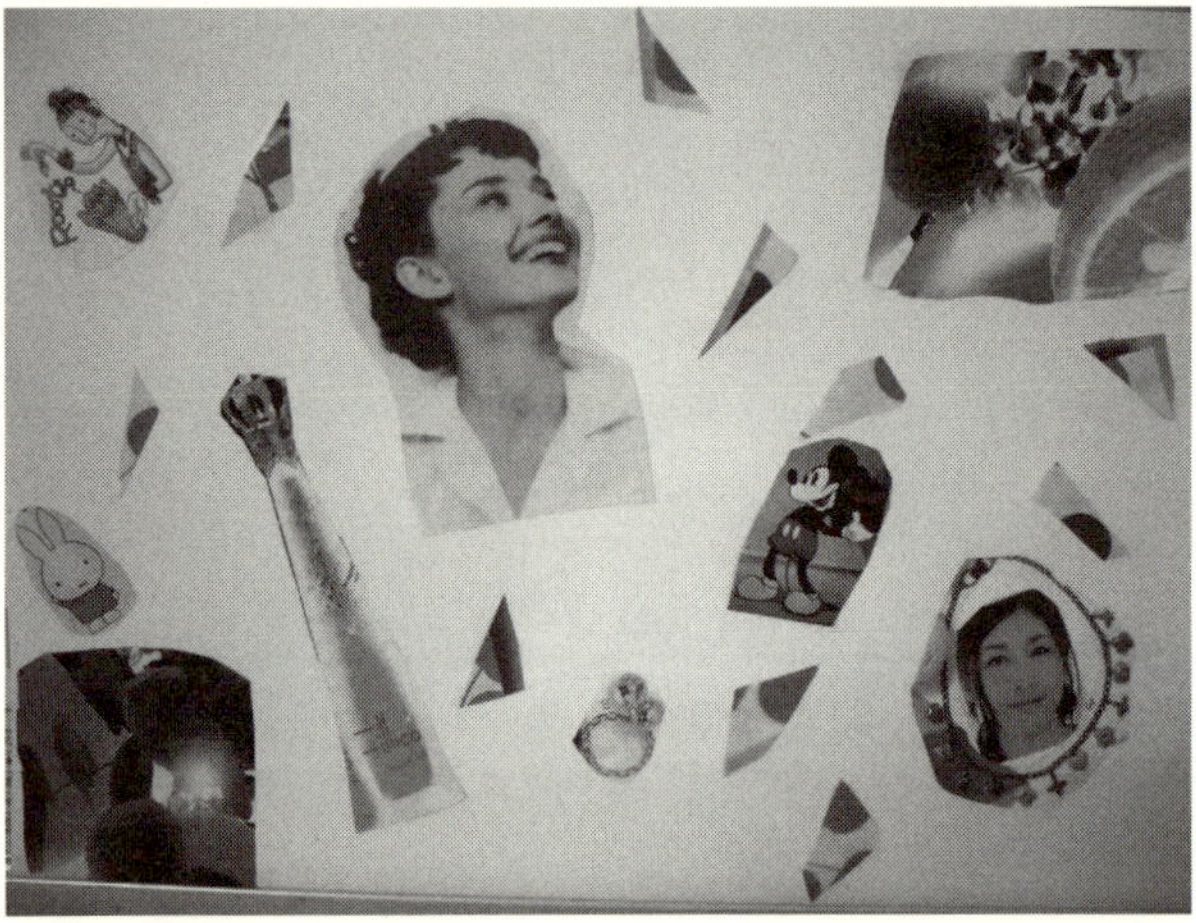

＊２回目のコラージュ作品

ることを話していました。そして左上の部分には、わかりにくいですが「タコウインナー」が貼られていました。やはり美しい女性像へのあこがれと食べ物への執着を感じさせること、そして今の自分から抜け出したいという欲求を感じました。Ａさんにはこのような解釈を伝えるわけではありません。Ａさん自身がこのような作品をつくることが日ごろのストレスのはけ口にもなりますし、自己の内面を投影することで何かに気づいていくのではないかと思いました。

・２回目のコラージュ作品。

　これも40分程度で仕上げました。「集中していた」ということでした。やはり理想像と思われる女性像と右端と左端にはラズベリーのフルーツが貼られていました。そして指輪や化粧水は美と関連するものですし、ミッキーは遊びの象徴のように思えました。散りばめられた三角の紙片がやや痛そうにみえました。このころは何もする気力がなくなり、自己を「たれ目パンダ」のようだと表現していました。わたしは「そういう時期もあるので心配ない」と伝えました。

・３回目のコラージュ作品。

好きな女優を3人と格好のよい服やサンダル、そしてプレゼントが貼られていました。前回よりもよりシンプルに仕上がっていました。このころには「ただやせればいいというのではなく、今は女性らしい身体にあこがれている」と述べていました。少し自己像の変化がみられてきたようです。このころから可愛い笑顔がたくさん見られるようになりました。過食症状は続いていましたが、それを打ち消すことによる過食・嘔吐の繰り返しという悪循環はみられませんでした。「ちょっと女性が多すぎた」という反省が見られました。「そろそろ学校へ行こうかなー」という発言がみられました。

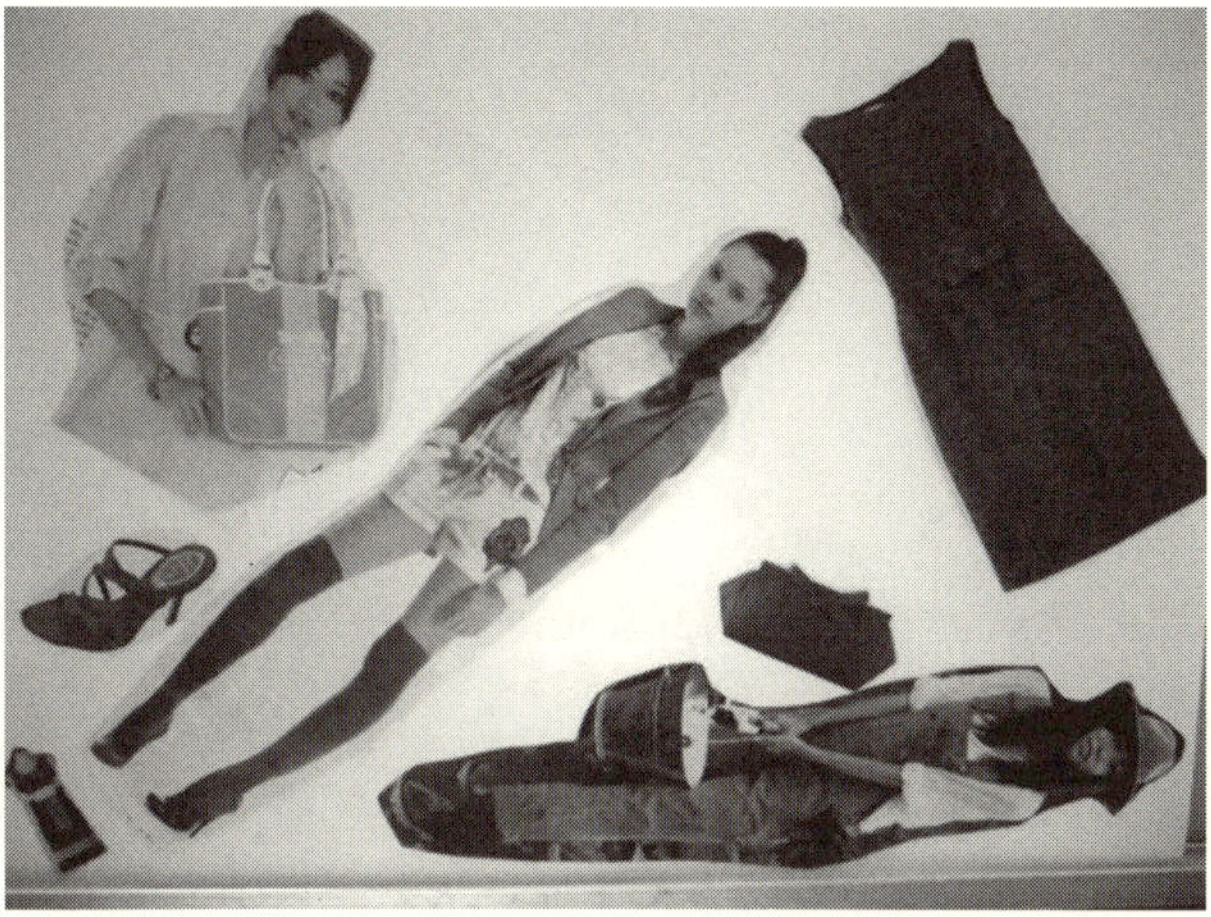

＊3回目のコラージュ作品

・4回目のコラージュ作品。

やはり好きなモデルが貼られていますが、1名のみでした。そして「すごく可愛くて気にいった」というキリンの絵、そして大きなサングラスと日焼け止めクリームという構成で、「これまでで一番気に入った」ということでした。そしてAさんは、「コラージュはもういいです」という宣言をしました。なにかもうこれ以上続ける必要がなくなったようです。女性像もひとつに集約され、いじめなどで傷ついた自己を守る大きなサングラスとして、この外来の時間が象徴されているようでした。そしてキリンの明るい色合いは将来に対する自信や楽しみを象徴しているようでした。

その後のAさんは別の学校に行くようになり、クラスも楽しいと思えるようになりました。外来の面接の時間は、自分から何でも積極的に話すようになっており、ラポールが構築されたようです。

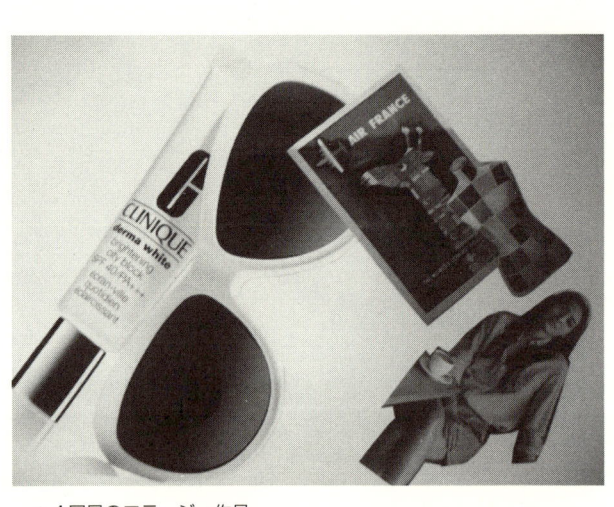

＊４回目のコラージュ作品

もう1例は外来には受診していませんが、家族会を通して変化がみられたBさん26歳です。中学までは勉強もよくでき、両親ともに自営業で共働きでした。2歳年下の弟がいます。母親は自分の気持ちを聴いてくれます。しかし父親からは小さいときからいろいろ容姿のことで注文をつけられました。「もっとやせろ」とか「あれを食べろ」とか言われ、それが負担ではあったとのことです。発症は17歳、高校2年のころでした。その当時はある競技をやっていて、監督の前で体重計に乗り、「もっとやせろ」と言われてプレッシャーを感じたそうです。そのころから反動で菓子パン7個とか過食が出現しました。嘔吐はしませんでしたが、下剤の量が増えたそうです。短大を卒業して東京に出向きましたが、これをしようということは明確にならなかったようです。バイトを2つ手がけて、今の職場は3年ほど続けています。今の職場の人たちとはうまくいっていますが、若い従業員と自分を比較してしまうと言います。自分はいつも周囲に気を遣ってしまう。そして、「ああしなければ」とか「こうしなければ」と考えてしまい、そしてダメな自分を発見して、落ち込んでしまうと言うのです。ある精神科医の先生から認知行動療法を受けましたが、毎回ダメな自分を発見して落ち込んでしまい、結果として途中で放り投げてしまったと言います。Bさんの話を聞くと、「こうでなければ」という思考が優先し、感覚や感情が後回しになり、そのことがまた「ダメな自分」を強化してしまうようでした。その悪循環をストップさせることが課題と思いました。家族会に時々参加するだけでしたが、グループでの話し合いの後の個人面接を希望してきました。そこで感覚や感情を優先させることが大切であることを伝えました。自分が「こうしたい」「こう思う」「こう感じる」ということを誰かに伝えることを課題としてみること。今までは「言いたいこと」があってもついつい遠慮してしまう、すなわち「ノーと言えない」ことがあって本来の自分の感情表現ができないことから、かえってますます落ち込んでしまう自分がいるので、マイペースをつくりだすことが大切と伝えてきました。そして最近また久しぶりに家族会に姿を現しましたが、すっかり素敵な女性に垢抜けして、きれいになっていました。

以下、家族会での彼女の発言です。

やせてなきゃということにずーと縛られていた。あと就職してなきゃいけないとか、父や中学の○○部の顧問の先生も同じ考えで、ずーと高2くらいで始まって、罪悪感がずーと、やせてなきゃというのがずーとつきまとって、冬に過食で顔がパンパンで仕事行ったら、「普通ーじゃない?」と言ってくれる人がいて、あ

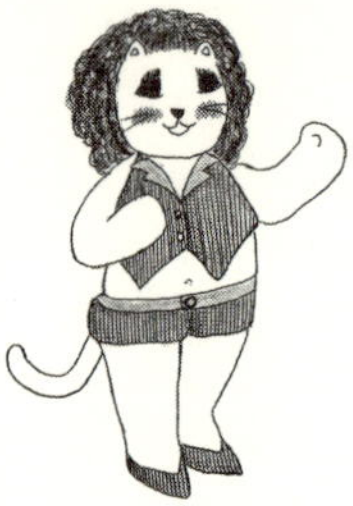

とバイトに劣等感を感じていたが、評価してくれる人がいて、徐々にいまの自分を受け入れるようになってきて。初めはトイレで食事したり、はしたない自分がいて、でも「あなたは異常じゃない」と認めてくれるこの会で、ほっとするとピタッと止まっていたので、貴重な場だったなと。実は正社員になることに（みんな・拍手）。するとサービス業なので勤務も長くなり、ここに来れなくなるのが心配。もやもやしてると結構また食べるかも。（Bさん）

誰にでもある、普通のこと。誰にでもストレスがたまれば食べすぎたりする。おばさんたちも同じだよ。病気だと思うか、ストレス解消なのかどう思うかということ。それでいいのよ。（母親C）

顔つきが違う。きれいになったよ。（母親D）

Bさんはこのような母親たちの発言によって支えられ、「今の自分でいいのだ」という安心感を得るのです。今後正社員になることで仕事が増え、この会に来れなくなることの不安を感じながらも、今後のストレス状況を乗り越えていく力が身についたのではないかと思います。別の言葉で言えば、わたしたちの会に参加することを通して、自分自身をそのまま受け入れることを学び、自己の内面に「自己をなぐさめるもうひとりの自分」が育ち、安心感が生まれたのではないかと考えます。

つぎは14歳で発症したEさん（25歳）についてです。

半年ほど前からわたしの外来に通うようになりました。2時間ほどかけて遠方からいらしゃっています。以下のような彼女の言葉に、彼女の問題が集約されています。「わたしは出産のときは、なかなか出ようとしなかったらしい。多分この世のなかにでてきたくなかったかも知れない。保育園に通っても、なかなかなじめずにいつも母親が早めに迎えにきた。小学校もなじめなかった。友だちもできず、できたとしても別の学校に行ってしまい、ひとりぼっちだった。自分は誰からも嫌われているのではないかと思う。生きていてはいけないのではないかと思う」と言うのです。今は仕事を続けていますが、職場では自分が作成した伝票に誤りがないのかと気にして、何度も確認するため、他の職員から「何やってるの、他のお客さんが来てますよ」などと言われてしまい、自信をなくしてしまいます。そしてその悩みを母親に伝えるのですが、どうもきちんと受けとめてもらったというように思えず不全感をかかえたまま、そのストレスを結局、過食・嘔吐に向けてしまいます。追い打ちをかけるように、叔母から「よく食べるね、最近肥ったたね」といわれてショックを感じてしまいます。自分の体型も含めて、すべてに自信がなくなったと、わたしの前で涙を流します。このような考え方は固定化しており、なかなか修正が困難です。なんとかいまの自分でＯＫ、「ああしなければ」とか「こうしなければ」と考える必要がないことを、説得しようとするのですが、なかなか受け入れることができません。このような場合にわたしが取っている方法は、催眠療法の応用です。催眠療法といっても、なにか自由意思を奪われてしまうというような状態にさせられてしまうということではありません。むしろ治療者の働きかけによって心地よい、リラックスした状態（トランス状態）に導かれます。このような状態のときに、頑固で、固定化した思考から自由になれるチャンスがあるのではないかと思うのです。Eさんにはこのような状態で、毎回20分ほどベッドに寝てもらい、以下のような暗示を与えます。「あなたは今のままでいいのです。今自分を変える必要はありません。こうしなければとか、ああしなければと考える必要はありません。今のままのあなたがとても大事な存在なのです。今のままのあなたが貴重な存在なのです。そういう自分でいいのだということを認めてあげましょう。今の自分を大切にしてください」。すぐに劇的な効果がでるわけではありませんが、毎回2週間に1度の割合で外来に受診してくれています。また月に1回の家族会にも母親と参加するようになっています。最近の変化としては、これまでは参加しても下を向いてなにも言わなかったのですが、最近は相手の目をみて言いたいことをしっかりと話せるようになってきました。本人は気づかないかもしれませんが、少しずつこのような変化が生まれてくるのです。家族会は集団の場で自己表現する場であり、集団療法に近いものがあります。ご本人が寝ている間にお母様と面接します。そのなかで本人やお母さんの問題も明らかになってきます。本人にかんしては、体重計が手放せないということです。毎日のように体重を測り、一喜一憂してしまうのです。親が体重計を捨ててしまってもうまくいかないので本人自身の決断で体重計を捨てることができれば一歩前進といえます。母親の問題としては、Eさんのためにこれまでの仕事をやめてしまい、自宅にいるという点です。Eさんの依存心が強まってしまい、うまくいかない職場のストレスを母親に転嫁し、ますます糸がもつれてほどけなくなってしまうのです。このような場合にわたしは「お母さんはお母さん自身の生活を豊かにするような工夫があったほうがいいと思います」と伝えます。お母さん自身が、娘のために自己犠牲の役割を演じるのではなく、お母さん自身の生活を豊かにするような活動をなさる方がいいのではないか」と伝えます。さらにここで母親が「娘がこうなってしまったのはすべて自分のせい」ととらえてしまうことです。親の影響もあるかもしれませんが、摂食障害というのは本人の性格や母親や父親のかかわり、兄弟のかかわり、そして学校や職場や地域とのかかわりなど、さまざまな要因が絡み合って生じている事態であり、母親だけが悪いと思ってしまったり、また母親自身が自分のせいと思いこんでしまうことがあるので、そうではないということを母親に伝えます。

つぎは現在家族会の実行委員をひきうけてくれているFさん（25歳）です。

今は母親とは仲が良い。月に1回頻繁に来るので、一緒に飲みにいったりしている。しかし小さいころは家のなかがギスギスしてて、両親のことと祖母のこととかあったようで、母親が夜に「ハアー」て溜息をつくのが聴こえてそれがいやだった。小学校2年生くらいにはチックになった。中学・高校でもみんなに良く思われようと、毎日明るく笑顔ですごしてきた。2歳下に妹がいて、わたしは「素直」で良い子で育って大きくなり、東京にでてきて、大学に行くようになり、そこから過食が始まった。母親とは毎日のように電話で話し合っており、自分もとくに家族の問題は感じてこなかった。しかし妹も東京に来て、母親から一緒に住むように提案されたが、自分は彼氏と一緒に住むことを考えていたので、そのときに初めて母親に電話で「いつも妹のことばっかり優先するのね」といって大泣きした。そのときに母親も初めてわたしに与えていたストレスに気づいたようだ。それから母親との間にあったわだかまりが消えて気持ちが楽になった。

このFさんの発言からも、Fさん自身がなかなか自分の気持ちを周囲に伝えずに「良い子」を演じなければと思ってきたこと、母親自身も家族関係のなかで気持ちに余裕がもてなかったこと、Fさんは学校でも優等生であろうとしたことなどさまざまな問題がからんで過食嘔吐が生じたようです。そしてFさんは、ある日自分の気持ちをすべて母親に言えたと思ったときに、それまでの自己に課していた「素直で良い子」という「呪縛」から解き放たれることができたのです。

家族会ではこのような話が次々と行われ、そして参加者は傾聴と共感の態度を示すのです。しかしこのときに自分の意見を述べる人もいますが、これは歓迎される場合が多いのです。たとえばFさんのこのような発言に対して、母親としての参加のGさんはつぎのように述べます。「この病気になる人は根がまじめだから、こういうことはこう、仕事はこうしなければと自分自身に厳しいと思う。でもこの会に参加することで変わってきているのがわかる。前はわたしたちの目をみて話せなかったのが、今はしっかりと前をむいてわたしたちに話ができていること自体がすばらしいと思う。わたしの場合も、子どもが病気になったときに、内心〈いい加減にしなさいよ〉という気持ちがあった。言葉に出さなくても、気持ちを直感する。それがいい方に働けばいいが、ときにすれ違いを生みだすことにもなる。」というようなコメントです。母親も当事者も互いに一生懸命に気持ちを伝え合おうとし、ときにすれ違い、ときに喧嘩をしてしまったりします。しかし本当は互いに分かり合おうと努力しているからこそそのことであり、親と当事者が互いに言い合える場があるからこそ、相互理解が進むのではないかと思っていいます。実の母親がいなくても、また実の娘が参加していなくても、親の立場あるいは子の立場からの発言を聴くことができるということは、大きな収穫を得ることができているように思うのです。

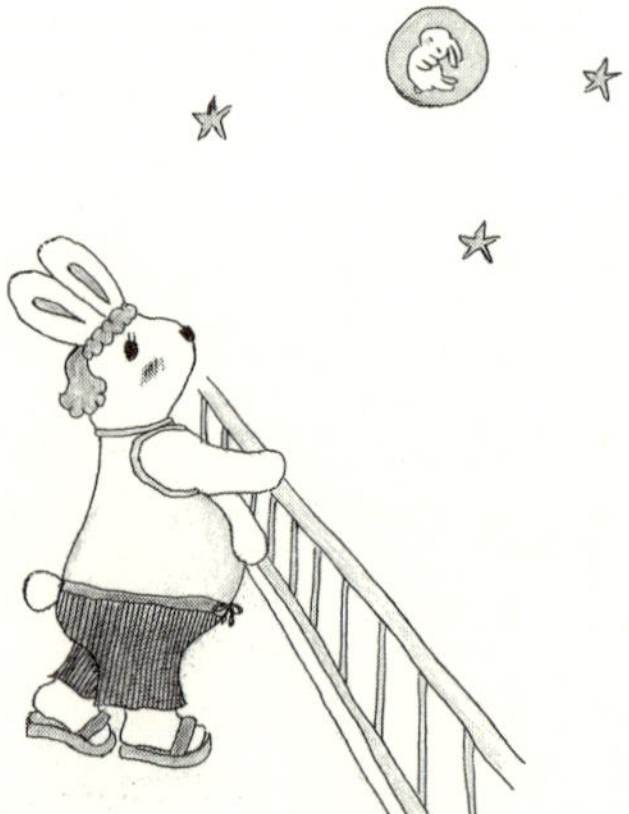

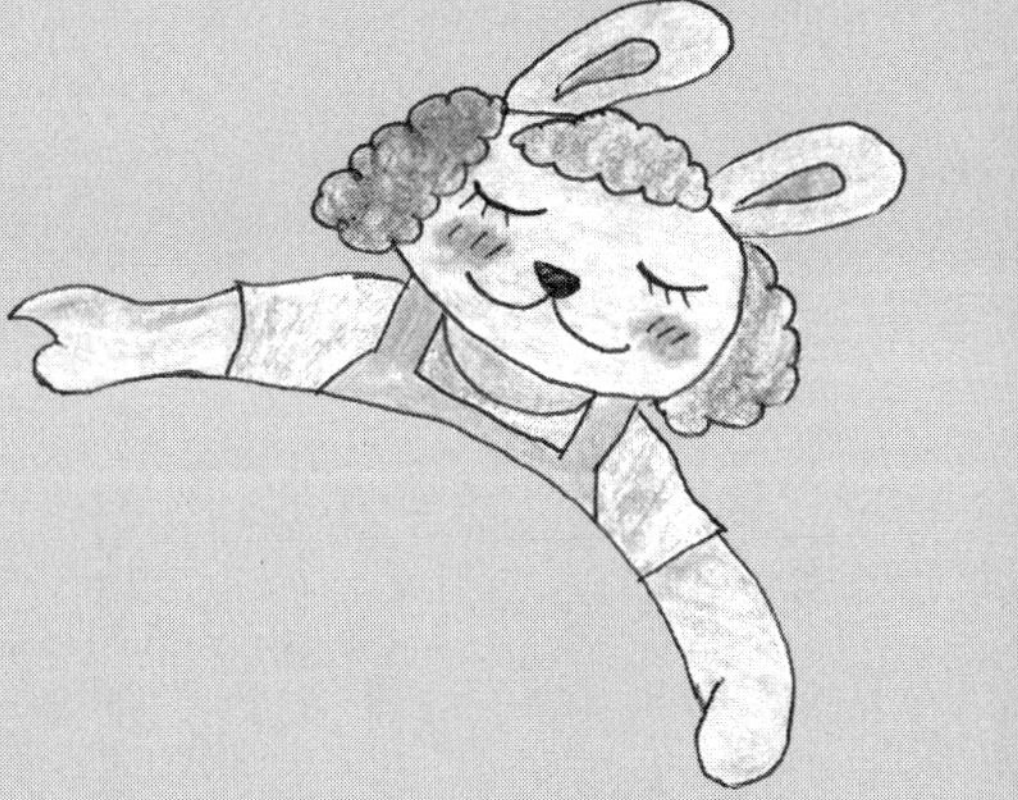

第Ⅲ部

あなたと一緒に考える摂食障害

11 特別寄稿
わたしたちには〝ちから〟がある

○はじめに

私たちあかりプロジェクトは、摂食障害からの回復に必要な支えあいを当事者の視点から考え実現していこうと2008年夏から活動を行っています。〝今苦しい方のために何か役に立ちたい〟と考えている摂食障害経験者の仲間たちとともに、そもそも摂食障害とは何だったのか、どんなサポートを欲していたか、摂食障害をとり巻く社会環境を加速的に変えていくにはどのようなアプローチが必要かなどを話し合い、活動を積み重ねてきました。

活動を通して、たくさんの仲間たちのお声や、それぞれの体験に触れさせていただきながら、「本当に役に立つ活動とは何か?」を探り、模索を続ける毎日です。

私たちが現時点でよりどころとしている考え方は、「摂食障害からの回復とはすなわち自己肯定感を取り戻すこと」ということです。そして、自己肯定感を取り戻すためには、とことん聞いて受け止めてもらうことに加えて、自分自身のなかにすでに存在している力を感じることが役に立つのではないかと考えています。自分自身の力を感じるためには、「治療される側」に立つことから離れることもまた大切なことなのかもしれません。決して「治療」が必要ない、という意味合いではなく、摂食障害からの回復過程のある段階においては、「治療される対象である」という意識から一歩進んで「私には元々選び、つくりだし、自分の足で生きていく〝ちから〟がある」という実感が役立つのではないか、ということです。

本稿では、自身の経験を踏まえて、これらの考え方に基づいた現時点でのあかりプロジェクトの活動について皆様とわかちあいをさせていただければ幸いです。

◯私自身の経験

①極端に低い自己肯定感

摂食障害の根底に極端に低い自己肯定感があることは自明のことかと思いますが、私自身も、ことの根源はまさにそこから始まっている実感を覚えています。

物心ついたときからの、私のなかにある自分自身のイメージは真っ黒な丸でした。空洞、闇、虚無……。自分には何もない。自分は致命的な欠陥人間であり、存在していること自体が恥ずかしいと感じていました。摂食障害の症状が出始めたのは中学2年生のころでしたが、物心ついたときから回復に至るまでの道のりは、その黒い丸（＝空洞）を埋めるための模索だったように思います。自己肯定感のない私は、その空洞を人に認めてもらうことで埋めようともがきました。スリムな容姿、明るく社交的な性格、優秀な成績やキャリア、経済的な自立……などなど、世間一般の価値観で捉えられる〝立派な人間〟を目指すことで、その空洞を埋めようとしていたのでした。生きていてもいいのだという証が、切実に必要だったのです。

30歳目前のころ、いわゆる底付きが私にも起こりました。職場の人間関係に耐え切れずに仕事を辞めた後、一人暮らしのアパートで、友人もいない、恋人もいない、誰ともつながっていない日々。何をする気力も起こらずに、寝るか、コンビニに酒や食料を買いに行って過食嘔吐をするしかない毎日でした。過食嘔吐が終わったその先の時間は空白で、自分の人生の先行きが真っ白で何もないということにクラクラと気が遠くなるような眩暈を覚え、絶望感でいっぱいでした。そんな生活を1、2ヶ月ほど続けたとき、ふと、「もう、あきらめよう」と思えた瞬間がありました。「今まで追及してきた〝立派な人間〟になるための要素の数々……それ、私には無理なんや。イヤほど試してみたけれど、いつもダメやったやんか……。もう、あきらめよう……」そうして十数年ぶりに実家に帰ることとなりました。実家に帰って引きこもっていたのですが、それまでに何度かあった引きこもりのように、「こんなことしている自分はダメだ」とか「働きに行かなくては」といったことを考えるのもやめて、「30年間の精算をしよう」と開き直り、ひたすらに家中を掃除したり、散歩に行ったり、プールに行ったり、小説を書いてすごしました。今から思えばそれは、まるで深海の底にいるかのような、とても静かな時間でした。それが数ヶ月続いたでしょうか……。ある日、すべてが「わかった！」と全身で感じる瞬間が訪れました。

まるで雷が落ちたかのように、「私は私でいいのだ、生きていていいのだ、このままでいいのだ」ということが、「わかった」のです。今まで追い求めていた〝立派な人間〟像から最も離れた状況の中でその瞬間が訪れたということは、人間の心や生命力の不思議、妙味を感じずにはおられません。その瞬間から、私は身体の底から力が湧きあがってくるのを感じられるようになりました。空洞だと思っていた黒い丸は、実は「自己否定」というベールに過ぎなかったのでした。空洞に〝立派な人間〟像をあてはめることをあきらめたとき、空洞が実は自己否定に過ぎなかったことに気づき、そしてそれを剥がしてみると、その下には、びっくりするような力強い生命力が輝いていたのでした。

「他のすべての人たちと同じように、わたしにも、〝ちから〟がある！」そのことが「わかった」瞬間から、あんなに苦しんでいた過食嘔吐の衝動自体が全く起こらなくなりました。それまで恥だと思っていた自分の内気さについてさえも、「それは私の個性なんや！」と感じ、内気なままでも受け容れてもらえる場所を探せばいいだけのことだし、もしみつからなければ自分でつくればいいのだ、と感じるようになりました。自分の持っている力を自分自身で身体感覚として感じられたこと。これが、私にとっての大きな転機であり〝回復〟だったのです。

②自分1人の思考回路をさまよった日々

中学2年で発症してからこの気付きに至るまでの15年間は、私にとっては本当に長い時間でした。摂食障害は自分の人生を自分のものさしで生きていく土台を作るために必要な事だったと強く感じていますが、10代半ばから20代のすべてを摂食障害と向き合うことに費やした悔しさが無いと言えば嘘になります。

15年の間、常に、切実に欲していたことがありました。それは「とことん、私の気が済むまで、さえ

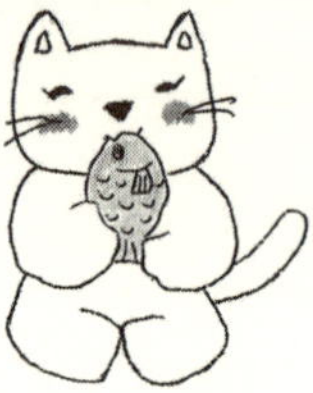

ぎらずに、批判せずに、ただただ話を聞いてくれる人の存在」です。24時間、寝ている間以外はほぼずっと、何のために生まれてきたのか、何をどうすれば未来が切り開かれるのか、どうしてこんなに苦しい思いをしなければならないのか、人間とは、社会とは、宇宙とは何なのかといった哲学的な思考がずっと頭を巡っていて、今にもはちきれそうな状態でした。通勤電車のなかで「あなたは何が幸せですが？何のために生きているのですか？」と片っ端から聞いて回りたくなるような衝動にかられ、抑えるのに苦労したこともありました。けれど、「お願い！誰か私の話を聞いて！」と切望していたにも関わらず、家族にも、友人にも、恋人にも、同僚にも、「聞いて欲しい」と打ち明けることができませんでした。摂食障害の症状自体を恥じ、もしこのままの自分を明かしてしまったら恐ろしいことが起こるに違いないと恐怖感を覚えていましたし、あまりにも大きな苦しみだったゆえに、一度話し始めると止まらなくなるのではないかという不安や、このような暗い話題を話すとみんなから嫌われてしまうのではないかという恐れからでした。自己肯定感という杖のない私にとって、人が離れていくことは致命的なこと。それは、絶対にあってはならないことでした。本当は人とつながりたい、通じ合いたい……けれど自分をさらけ出すと人はきっと離れていってしまうだろう……そんな葛藤の真ん中で、もがき続けていたのです。

どうしてあんなにも聞いてもらいたかったのだろう……と今振り返ってみると、「ひたすら聞いてもらうこと」は「そのままの私を受け止めてもらうこと」で、つまりそれは「存在してもいい存在なのだと実感させてもらうこと」に等しいのですね。自分に起こっている問題の基盤である、〝存在価値の揺らぎ〟に直接働きかけてくれるものを、無意識に追い求めていたのではないかと思います。

けれど助けを求められなかった私は孤立し、いつも本当の自分ではない嘘の自分で人とかかわっているように感じていました。それはうしろめたく、そして孤独な感覚でした。こんなふうに、自分ひとりの思考回路のなかで堂々巡りを繰り返していたことこそが、苦しみを長引かせてしまった一番の原因ではないかと思っています。あの頃、安心して気持ちを話せる存在、聞いて受けとめてくれる存在を見つけられていたなら、きっとあんなに長い間苦しむことはなかったと思うのです。

③病院にかかった経験

もちろん、15年の間まったく1人きりの世界で日々を過ごしていたわけではなく、なんとか治したい、楽になりたいと、病院や自助グループにも足を運びました。常に「ここではないどこか」を追い求めていた私は、居場所を求めて全国を転々としたのですが、新しい場所に行くと、まず最初に病院を探しました。けれど病院は、制度的な問題が大きいと思うのですが、じっくりと話を聞いてもらいたいという願望を満たせる場所ではありませんでした。それでも、定期的に診ていただけることの安心感や、睡眠剤や抗うつ剤などの投薬もありがたいものでした。また、短い診察時間の間でも、先生方にかけていただいて救われた言葉は多々思い出されます。たとえば、会社で上司に言われた一言にとても傷ついて悩んでいたときに「それは……おかしな職場ね！」と言っていただいたことや、お付き合いしていた恋人に振られたことを話した際に「その人は、あなたには合わなかったんだね」と言っていただいたことは、前に進むためにどんなに大きな力になったことでしょう。上司のことにしても恋人のことにしても、事の原因が実は私自身にもある可能性は両先生とも十分承知しておられたはずだと思います。けれどそれを横に置いて、一般論ではなくまずはそのとき傷ついている私の気持ちに寄り添ってくださったことは、まさに「ありのままを受け止めてもらう」経験。つまり「存在そのものを許してもらう」経験でした。

④自助グループに参加した経験

いくつかの自助グループにも参加しました。私が真っ只中に苦しかったころは、まず、そういったグループの情報を得ること自体がとても困難で、本当に心細い思いをしました。今、あのころに比べてグループが全国にたくさん増えていることや、インターネットなどで情報も得やすくなっていることを、一当事者として本当に心強く、やったー！いいぞいいぞ！とうれしくなります。

けれどそのころの私は、苦労してやっとみつけたグループにもかかわらず継続して参加することはできませんでした。なぜならひとつには、私自身がそのような場所でさえ心を開くことができず、表面的かつ優等生的な発言に終始していたからだと思います。もうひとつには、せっかく同じ苦しみを持つ仲間に出会えても、どうコミュニケーションをとっていいのかがわからずに、逆に孤独感を感じてしまったからだと思います。また、苦しそうな仲間の話に耳を傾けることが苦痛だと感じたこともありました。今から考えると、私のなかに染み付いている人間関係のパターンが鮮やかに再現される経験だったともいえます。根気強く通い続けていれば、そのようなことに気づき、そこから自分の苦しさの根源に触れていくこともできたかもしれません。居心地の悪さを感じることにもまた大きな意味があるのだと今になっては思うのですが、そのころはあまりにも苦しくて、それどころではありませんでした。けれど、たとえ実際には足を運ばなかったとしても、何曜日の何時に電車に乗ってあそこに行けば摂食障害という秘密を打ち明けられる、という事実だけでも、本当に心の支えになりました。その場所がある、そのことだけでも意味がある。私はいつもあかりトークに参加するとき、存在を知ってくださっているけれど足を運ばないことを選んでおられる仲間たちに思いを馳せざるを得ません。その仲間たちとも時間を共にしているようなイメージを描きながら、時間を過ごさせてもらうのです。

○聞いて受け止めあう場としてのあかりプロジェクト

以前に比べれば自助グループの数は増えつつあるけれども、現状ではまだ、どこに住んでいても気軽に摂食障害の集まりに参加できたり、その方に合った居場所をみつけたりするのは難しい状況だと感じます。では、全国どこに住んでいてもそこに行けばいい子ちゃんではないありのまんまの自分を出せて、話をとことん聞いて受けとめてもらえる繋がりの場がある……そんな状況を作り出すにはどうしたらいいのだろうか……。あかりプロジェクトの構想は、その模索からスタートを切りました。その繋がりの場はなるべくなら、私自身があの頃に感じたような苦痛をなるべく感じずに済むような、次回も参加したいと自然に足が向くような場であってほしい。そのためには、安全な場を保ったり、集まった仲間同士の繋がりを促進したり、個々が自己理解や他者理解を深めることを促進するファシリテーターが居るといいのではないか。そのファシリテーターは、同時に仲間に寄り添ってとことん話を聞く姿勢を持った人がいいはずだ。仲間に寄り添うことができるのは、何よりも、同じような苦しみを味わったことのある経験者ではないか……。そう、経験者が力を持ち寄ることが、摂食障害をとりまく社会環境を変えていくことにつながるのかもしれない！

そんな思考の流れを経て、リカバリーフレンドという発想が生まれました。リカバリーフレンドとは回復をお手伝いする友人のような存在という意味合いで、摂食障害を経験した仲間たちで成り立っています。とことん聞いて受け止めるという姿勢について継続的に学びあいながら、ファシリテーターとして活動に参加したり、新たな活動をつくりだす存在です。現在、あかりプロジェクトではリカバリーフレンドの輪を全国に広げていくために「リカバリーフレンドステップアッププログラム」の開催に大きな力を注いでいます。摂食障害を経験した仲間たちは「私もあの苦しみの真っ只中にいらっしゃる方の何か力になりたい！　でも、何からはじめればよいのかわからない……」と感じている方が多い、ということも活動の中で知りました。そのような仲間が地域で集まった際にすぐにでも活動を展開できるような活動のモデルをつくっておけば、全国どこに住んでいても少なくとも1つは助けを求める場がある、という状況が実現するのではないか。そしてそのモデルを土台にして、地域やメンバーの希望に沿う独自の活動をそれぞれに展開していけたなら、より多くの仲間のニーズに沿った活動にしていける……。そんな願いの元に、摂食障害のご本人が語り合う場、摂食障害のご家族とリカバリーフレンドが語り合う場、ウェブ上のコミュニティなどを活動モデルとして、現在北陸と関西・関東でリカバリーフレンドの仲間たちと活動を行っています。

○自分の力を思い出す場としてのあかりプロジェクト

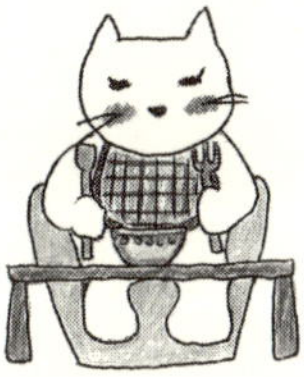

一方、活動を続けるなかでわかってきた大きなことは、「聞いて受け止めあう」ことや人と繋がり支えあうことはすなわち「自分自身の〝ちから〟を感じる」ことにもつながっていくのだということです。「自分自身の〝ちから〟を感じている」状態とはまさに、「自己肯定感を取り戻している」状態だと感じます。ありのままの自分を受け入れてもらっているとき、人の役に立っていると感じるとき、自分で自分の居場所を選んだり、つくりだしているときには、人は自分自身の力を感じられるものなのだということが、実感としてわかってきたのです。そのことは、リカバリーフレンドの仲間たちの声からも垣間見ることができます。「活動に参加していると1人じゃないと思えて、それが活動以外の生活においても大きな力になる」「あかりトークに参加してくださる方に来てよかったって言ってもらえると本当にうれしくて、私なんかでも人の役に立てるんだ、生きていていいんだとより強く感じるようになった」などなどの声を聞くたびに私自身のことも鑑みてみると、まさにその通りなのでした。あかりプロジェクトにとりくむ日々のなかで、私にはたびたび、無力感を覚える瞬間があります。すごく無意味でバカバカしいことをしているのではないか……、結局のところ、誰の役にも立てていないのではないか……。自分の存在や力というものが、とてもちっぽけに思えてくるのです。そんなとき、「あかりと出会えて良かった」と言ってくださる方から、あかりトークに毎回居てくださるみなさんの存在から、リカバリーフレンドの仲間たちとのおしゃべりから、私はどんなに大きな力をいただいているでしょうか。人の役に立っている、仲間からそのまんまを受け止めてもらっているという実感が、私に、自分のなかにある〝ちから〟のことを思い出させてくれます。

プロジェクトの活動の場がこのように自分の力を感じる連鎖の連続になっていくことを、大きな目標に据えていたいと思っています。どんなに苦しくても、過食や拒食に翻弄されているように感じても、一人ひとりのなかには揺るぐことのない大きな〝ちから〟がすでに存在しています。あかりプロジェクトが、そのことを実感できるための場となっていったなら……。そのためには他にどんな工夫が必要なのか、模索を続けていきたいと思っています。今でもすでに、みんなの〝ちから〟によってあかりの活動は成り立っているのです。毎回あかりトークの際にお茶の用意をしてくださるIさん、未来蝶.netやあかりプロジェクトの印刷物にいつもイラストを提供してくださるMさんやTさん……、それに何よりも、仲間の話を聞き共感や応援の気持ちを伝えるということが、話してくださった仲間にどんなに大きな力を差し出していることでしょうか。

仲間に力を差し出すその瞬間、仲間に力をもらうその瞬間、私たちはすでに「治療される側」から抜け出し「力を持った対等な人間」としてそこにあるのです。

活動に完成というものは無いのでしょう。時代や地域、メンバーによってニーズやできることも変わってくるのだと思います。全国の仲間と力を合わせて、知恵や経験を分かち合いながら、10年後には全国47都道府県にリカバリーフレンドとご本人、ご家族、関係者の支えあいのコミュニティを実現したいと思っています。

◯おわりに

リカバリーフレンドや今の今摂食障害に苦しむ仲間たちとの支えあい活動についてお伝えさせていた

だきましたが、これらの活動を私たちは「線の支えあい」と呼んでいます。これをさらに「面の支えあい」にしていくことが、この活動をより深めていくための鍵だと考えています。面というのは、当事者以外のこの問題に携わる方々の層の厚みのことです。私たち当事者だけではなく、多くの方々とそれぞれのお知恵や経験や力を持ち寄って一緒にとりくんでいけたなら、問題はより加速的に解決していくことでしょう。

たとえば、地域のお医者さんやPSWの方々とつながって連携体制がとれたなら……、たとえば、心理臨床家の方々とつながってリカバリーフレンドがより深く継続的に学んでいけたなら……、たとえば教職員の方々とつながって学校の場での理解を促す活動ができたなら……、たとえば親御さんとつながって親が子の、子が親の気持ちを理解しあうための場を作り出せたなら……そんな願いをたくさん胸に持ちつつ、それが実現するための模索を続けています。本稿を読んでくださっている摂食障害にとりくんでおられる方々、もしご賛同いただけたなら、よろしければあかりプロジェクトまでご連絡をいただき、力を持ち寄る仲間になっていただければ本当にうれしく思います。

私たちには〝ちから〟がある。ご本人にも、経験者にも、摂食障害にとりくむ関係者の方々にも、みんなに同等に、生きる力がある。人を思い、人を必要とし、支えあう力がある。立場や得意分野、性格や苦しみの深さ、生きる環境が違っていても、その根底にある力は共通した普遍的なものであると信じています。

私たちのとりくみが、かかわるすべての人がそれぞれの〝ちから〟を感じ合えるようなとりくみとなったなら、その持ち寄った力は、摂食障害を取り巻く社会環境を本当に変えていくことができると信じています。そしていつか、世間に摂食障害に対する理解が広がって、支えあいの輪も広がって、「摂食障害になる」ということの怖さや苦しさが今よりもだいぶん薄れているような、そんな時代がやって来れば、私たちはうれしいことこのうえありません。

最後に、そもそも今こうしてみなさまとわかちあいをさせていただけていること自体が「面の支えあい」のひとつの形だと感じ、本当にありがたく思っています。お仲間に混ぜてくださった渡邉直樹さんと野村佳絵子さんにこの場をお借りして深く御礼申し上げたいと思います。そして、最後までわかちあいにお付き合いいただいたみなさま、本当にありがとうございました。いつかどこかでお会いできますように。

■著者紹介

村田 いづ実（むらたいづみ）

1976年、石川県金沢市生まれ。NPO法人あかりプロジェクト代表理事。

中学校2年生の頃から過食が始まり、その後15年間に渡って過食・過食嘔吐に苦しむ。30歳のとき、劣等感もすべて含めたそのまんまの自分を受け入れられるようになってから、心が楽になり症状も自然におさまる。2008年、苦しかったあの頃に欲しかったサポートを現実に実現させたいと任意団体あかりプロジェクトを立ち上げ、2012年にNPO法人化。現在も日々、仲間とともにあかりプロジェクトの活動を行っている。

⑫ 対談　シンプルに摂食障害を理解するために
：社会学と医学の対話

○なぜ摂食障害なのか

掛川：本日は、ご多忙のところお集まりいただきましてありがとうございます。進行役をさせていただきます編集部の掛川直之です。よろしくお願いします。さて本書は、いわゆる摂食障害に悩む当事者の方、ご家族の方など、この問題に向き合うすべての方々にむけて編まれたものです。藁にもすがる思いで本書を手にとられた方に、これまでさまざまなかたちで向き合ってこられた先輩として、それぞれの立場からおふたりにすこしずつお話をきいていきたいと思います。まず、自己紹介ということで、なぜ「摂食障害」についてとりくもうと考えられたのか、お話いただければと思います。

野村：野村佳絵子です。なぜ、摂食障害に携わるようになったのかは、すごくシンプルで、自分自身が摂食障害でしんどい思いをしてきたからです。必然的なものかなと、感じています。でも、しんどい思い、経験などをさせてもらったのですが、このように現在進行形でこういう企画に参加させてもらえ、渡邉先生と出会えたというのはすごく大きいことだと思います。もちろんこれまでかかわってきた「かなりあしょっぷ」というグループ、あるいはそこから広がったいろいろな人たちとの出会いも本当に大きいことです。こんなふうに展開していくとは、自分でもびっくりしています。これだけ一生懸命になれることに出会えたのはありがたいことでもあるのですが、これだけ一生懸命になること自体がひょっとすると、依然として、これこそが摂食障害的思考なのかとも感じています。よろしくお願いします。

掛川：念のため、「かなりあしょっぷ」というのはどういうものなのか、すこしだけ説明してもらえますか。

野村：「かなりあしょっぷ」というのは、2001年から始めている自助グループです。私が大学院生のときに、呼びかけをはじめて、そこにいろんなかなりあちゃん——摂食障害の子を私は「かなりあちゃん」と呼んでいます——が集ってきて、そのご家族も集ってきて、関係者の人たち、専門家と呼ばれる先生たちや、これから専門家になろうとする人たちが集ってきてくれました。さらには、摂食障害ってよくわからないんだけれども何となく関心があるという、いわゆる括弧つきの「普通の人たち」も寄ってきてくださいました。別に当初から目指していたわけではないのですが、いろいろな人が集まってくれたことによって、いろいろな立場からキャッチボールができるようになりました。

掛川：では、ひきつづき、渡邉先生お願いします。

渡邉：渡邉直樹です。精神科医として活動しています。精神科医としての自分自身は、もう30年間ほど患者さんの治療にあたっています。摂食障害の方とは、外来や入院など病院での出会いが中心です。思い起こせば、最初はきちんとした治療的な対話ができておらず、不十分な対応から、非常に多くの患者さんたちを傷つけてしまったということで、反省するところは少なくありません。

現在は、「食行動異常研究会」という、家族の会を主宰しています。それは、２００1年5月からはじめたのですが、それ以前は共立女子大学の吉植庄平先生が10年ぐらい研究会をおこなっておられました。それは、研究中心でした。私がはじめたきっかけは、当事者と、親、専門家、摂食障害に関心をもっている人たちが対等な立場で集まって、意見交換をしていくことがとても大事なのかなと、そのころになってようやく気づきました。それ以後現在に至っています。活動としては、年2回の定例会と、ほかに、だいたい月に1回ぐらいの目安で家族会を東京でおこなっています。一人ひとりが安心して気持ちを出し合う場をつくるということが何よりも大事なのかなと思っています。

掛川：精神科でお勤めになっていて、たまたま摂食障害の患者さんが来られて、そういう出会いのなかでの反省などがあって、自助グループを立ち上げたということですね。

渡邉：そうですね。いろいろな摂食障害の学会とかもできていますけれど、今のところ治療という視点からも、これだという有効な治療法は、私が考えるところではみられません。何が有効な治療的な対応かということを考えた場合に、ただ医療だけに限定するのではなくて、医療を超えた、むしろ家族を中心とした、さらに家族を超えた社会的な視点がやはり大事なのかなということです。

一人ひとりの患者さんたちは、最初は、とにかく食べては吐くという状態を治したいところからはじまるわけですが、だんだん変わっていくプロセスがあります。それは、家族とのかかわりだったり、友だちのとのかかわりだったり、それ以外の自然とのかかわりであったりとか、そういう変化がみられてくる。そういうプロセスがやはり大事ではないかなと、気づくようになってきたのです。

この家族会は、その親御さんたちが事務局を引き受けてくれて現在に至り、支えられて続いているという、そういう現状です。

野村：先生のお話をうかがっていて、先生ご自身が治療に携わってこられた「反省」ということと、そこから導き出された「対等」ということとがキーワードのような気がするんです。その辺りについてもうちょっと説明いただけますか。なかなか「反省」ってすぐに出てくる言葉じゃないような気がして……。

渡邉：そうですね。やはり、医療という立場に立つと、どうしても上に立つものとして、患者さんにこうしてください、ああしてくださいと指示をする、そういうことになってしまう。そして、最初は私も、薬物療法などで何とか治せるんじゃないかと思って、患者さんが何を考えているのかとか、どんな気持ちでいるのかとか、家族の方がどういう思いで過ごしていらっしゃるのかとか、そういうことが結構抜け落ちてしまって、治療的な場だけでのかかわりになってしまったということ、それが大きな反省点なんです。

それでは、やはり実態をきちんと把握していることになりません。摂食障害のいろいろな書物を読むと、いろいろな理論的な立場があって、ある理論の立場から人を見てしまう。そうすると、その人自身を見るのではなくて、理論から見たその人の理解になってしまう。だから、そういうところにも問題があるので、そういうところを抜け出す方法として、当事者主体というか、当事者の人を中心にし、そこから得られた情報をもとに何ができるのかを考えるのが一番大事なのかな、と思っています。

野村：当事者主体と先生が思われたのは、先生のこれまでの経験のなかから自然にわきあがってきたものか、あるいは何らかの別のモデルのようなものがあって、それが摂食障害にも応用できるんじゃな

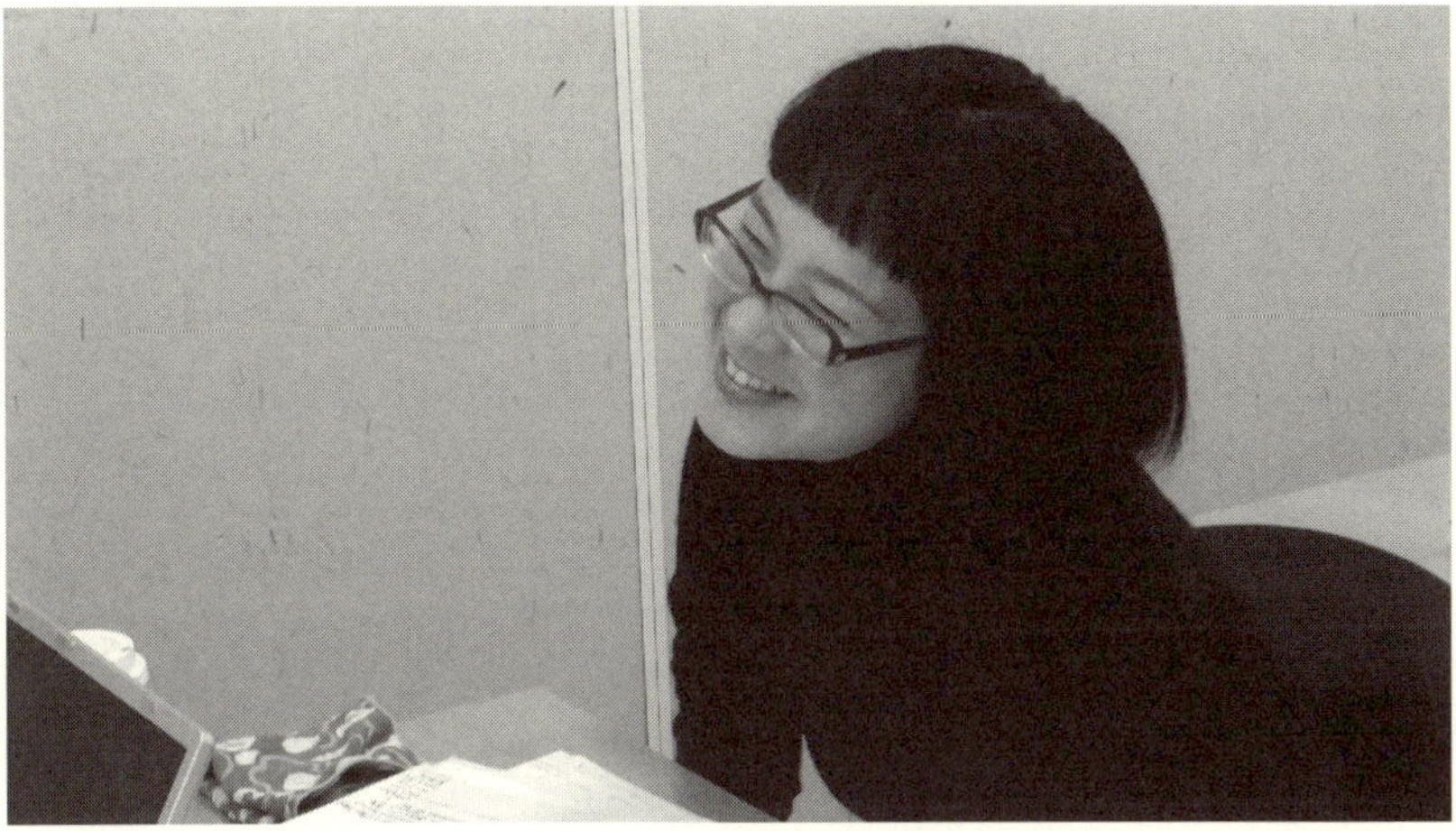

いかとか思ったのか、そのあたりはどうですか。

渡邉：それは、摂食障害だけではなくて、やはりほかの障害の問題からも思いました。たとえば、うつ病ですと、うつ病が悪化して自殺をするとか、そういうこともおきます。それに対しては、医療の立場からうつ病の治療だけをしていればいいというものではなくて、何が、どんなことが背景にあってうつ病というものが起こるのか。そしてその人の心理、社会的な背景、それらをやはり把握しないときちんとした治療的対応ができないのではないかという、そういうような体験もありました。だから、現在では、摂食障害の問題だけではなくて、さまざまな精神障害を考える場合も、やはりその人の場ですね、つまりその人がどんな生活をしてきて、どんな苦労をして、どんな悩みがあって現在に至っているのか、それを知るということが何よりも大事かなと思っているので、そういうところにも影響があると思います。

○支援の多角的視点

掛川：今のお話をうかがっておりますと、ほかの病気の治療や支援から摂食障害に応用できることがあるのかなと感じましたが、その点、いかがでしょうか。

渡邉：そうですね。さきほどの自殺の問題を例に出せば、私は、1997年から毎年、秋田県の由利町におじゃまして、調査をしています。秋田県は、自殺者の多い地域として知られているのですが、もちろん自殺など考えずに元気に暮らしていらっしゃる住民の方々もたくさんいるわけです。元気な暮らしをするのに、どんな要因があるのか、そこに着目したりもしています。

それは、むしろ保護因子といいますか、危険因子ではないところに目を向けたとりくみが大事ではないかなと考えています。そして、それは、摂食障害でも同じような視点が大事なのかなと。要するに、摂食障害だけに目を向けて、食べ吐きがいけないとか、こうすることによって食べ吐きを抑えようとか、そういった視点ではなくて、食べ吐きをしないで済む要因、日ごろ、そういうことも考えないで安心して生活できる、あるいは安心して人とかかわれる、安心して楽しめる、そういう要因、何が大事なのかという、そういう発想が大切ではないかと考えています。

掛川：野村さんは、薬物依存症の問題だとか、引きこもりの問題だとか、摂食障害以外の問題にも社会学的な立場から研究をされていますが、渡邉先生と同じように、どういうところが摂食障害の問題に応用できるとお考えですか。

野村：これは、私が自ら進んで、薬物の問題や引きこもりの問題を研究していったというよりは、むしろそういったことにかかわっていらっしゃる人たちから声をかけてもらえて、初めて「地続きなのかな」とか、「社会問題という視点で考えなきゃいけないのかな」、そんなふうに、私自身が教えられたというのがすごく大きいです。

そんななかで、摂食障害ばかりを見ていたら見えてこないもの、それを見せてもらっていることもあります。そのひとつがジェンダーという視点です。目に見えるところ、見えないところは多いと思うんですけど、私がかかわらせてもらっているかなりあちゃんたちというのは大半が女性です。そうすると、声を上げられない男性の摂食障害の方、あるいは薬物や引きこもりの問題であれば、なかなか声を上げられない女性の方の存在を考えてしまいます。摂食障害を抱えた女性集団のなかで、何かしら回復の糸口として探ってきたことを、その辺りのことへ生かすことができるんじゃないかなと、考えています。

もうひとつは、どんな問題にしてもそうですが、あまりにも家族が抱え込みすぎている、家族が引き受けざるをえない現状があるということです。本来であれば、何か公的な支援とか、社会的な制度が負わなくてはいけないものまでも、その資源がないがために家族が背負わざるを得なくなってしまっている。また、家族が一生懸命頑張ることによって、子どもが回復するんだというような社会的圧力は依然として強いです。だから、どんな家族でもそれを実現できる、実現しなきゃいけない、実現できないのはあなたの努力が足りないからだ、あなたの家族がおかしいからだというふうな論法が、どうもあたりまえのようにまかりとおっている。そのあたりが最近とても気になるところです。

渡邉：なるほど。野村さんの説は、多分家族を超えた視点の大切さというものをやはり打ち出したいと考えていらっしゃるのじゃないかなと思うのですが、どうですか。家族だけでとどまってしまうのではなくて、もう少し家族を超えた支援体制というものを考えているんじゃないかと思います。でも結局そういう視点を打ち出そうと思っても、やはり個々の当事者の方、家族の方は、家族内での親子のかかわりとかの問題にどうしても視点がいってしまうというような、その辺の矛盾というか、何か考えていらっしゃるんじゃないかと思うのですが、どうでしょうか。

野村：ええ。もちろんそうです。家族自身が家族内の犯人探しに夢中になっているという事実はあると思います。ただ、当事者が親子関係や家族関係を一度は見直す。お父さん、お母さんがご自身の子育てを振り返ってみて、いろいろ反省するというのは、通過儀礼的な役割を果たしているとも思います。だから、それをなきものにしろといっているわけではありません。

渡邉：要するに、通過儀礼というか、それはプロセスであって、さらに家族という立場を超えた変化というものが出てくると思っていらっしゃるのでしょうか。

野村：たとえ公的な支援があったり、何らかの社会的制度がすごく整備されていたりしたらそんなことはあり得ないんだというわけではありません。ただ、すべてがすべて家族で引き受けなくとも、もうちょっと家族が助けを求めても許されるような社会的な土壌や社会的なまなざしがないことには、家族の形態が多様化している現代社会においては、少し前の理想的な家族像を追い求めるだけでは難しいのではないか、というようなことを考えたりしています。

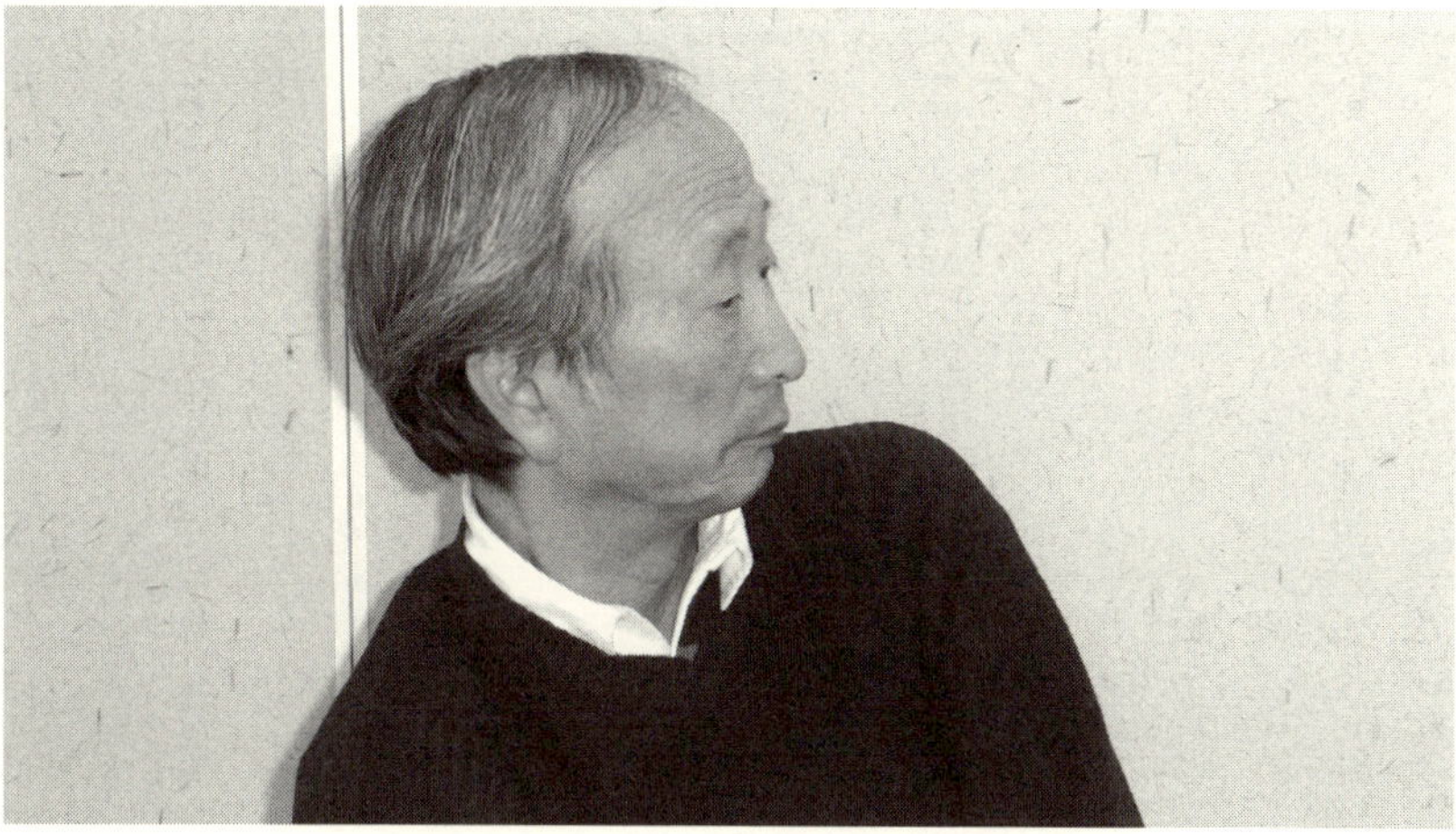

○支援の担い手

掛川：当事者の両親だとか、パートナー、兄弟姉妹など、どういう人たちが支えているのか、ということについては、野村さんはどのようにみておられますか。

野村：そうですね。渡邉先生の家族会には、父親、兄弟姉妹の参加がそれほどまれではないとお聞きしていますし、私が足を運ばせていただいた折にも、お母さん以外の立場の方もいらっしゃいました。ただ、実際、統計をとってみたら、お母さんが多いという事実はあります。私がお話をさせていただくのも、大半はお母さん。平日の昼間に会が行われていたりする背景も大きいと思いますが、たとえそういう問題がなかったとしても、やはりお母さん一人で背負っていらっしゃることは非常に大きい問題ではないかという実感はあります。

摂食障害が高齢化しているという話もありますが、もしそうであれば、当事者のもともとの家族よりは新しい家族、つまりパートナーの存在はすごく大きいと思います。その辺りの現状をふまえたサポート体制がないだろうかと考えたりします。そうすると、彼らの存在を通じて、自分自身の原家族というのか、そういうものをみつめなおす機会にはなり得るんだろうなと思います。

もうひとつ、兄弟姉妹は、すごく大事な存在なんだろうけど、まだまだ表舞台に出てこないせいか、ケーススタディーとしての研究報告ぐらいしかありません。その辺りについては、もうちょっと包括的にというか、理論的に何らかの研究調査がもっと出てくるといいなとは、他人任せですが、すごく感じています。

掛川：渡邉先生はいかがですか。

渡邉：そうですね。私たちの会もやはりお母さんの参加が圧倒的に多いです。多いけれども、なかにはお父さんも一緒に参加して、父親の立場として何ができるのかを考えていらっしゃるかたもおられます。そのほかにはパートナーとして参加する人もいなくはない。結構、当事者も、ご自分の原家族の体験を踏まえての結果だとは思うのですが、とても優しいパートナーを選ぶというか、非常に支えてくれるパートナーが結構多いです。

あとは、兄姉として、妹の摂食障害を何とか支えてあげたいとか、そう思っておられる人たちが会に来られたりしていますので、兄弟姉妹もすごく大事だなと思います。あとは、野村さんがおっしゃったように、まだまだ兄弟姉妹の実態というものがきちんと把握されていないところがやはりあると思うので、その辺をはっきり把握しておくことが研究の面からも大事かなとは思います。

野村：こういうのは一般化できるのかどうかわからないですが、母親については、結構、今までいろんな角度から研究があると思うのですが、父親についてはどうなんでしょう。摂食障害の父親像の変化について、先生はどうお考えですか。

渡邉：子どもが病気になって、そこから親の変化が始まるのかなと思います。そういう意味では、病気になるということは、「もっと自分のことを考えてほしい」というサインを送っているようなものです。最初は、父親として、理解がないことも多いです。母親を責めてしまうんです。「おまえが悪いからこんな子になってしまった」と。あとは無理やり入院させようとするということもあります。

そのなかで混乱が起こってくるわけです。子どものサインをきちんと受け止めることができずに悪循環を生む。どんどん混乱してしまう。本人もまた孤立してしまう。お母さんも孤立してしまうというような悪循環です。それをやはり止める。そういう働きかけをしていく一人として父親というのはやはり大事であるとは思います。だから、そういう意味では、家族会に出ていただいて気づいてもらうということが重要ではないかと思っています。

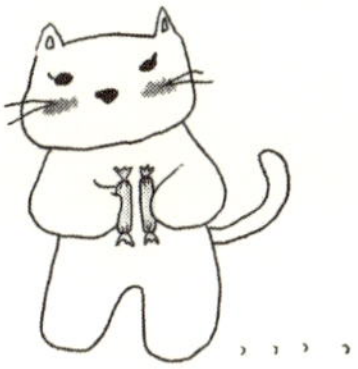

○プロセスの重要性

掛川：さて、すこし話題をかえます。この本の第Ⅰ部、第Ⅱ部で、お二人にお書きいただいたことの共通の視点として、「プロセスの重要性」というものがあげれると思うのですが、これについて改めてお話ください。

野村：私は、今でこそ「プロセスが重要だ」と声を大にして言うようになったのですが、正直なところ、こればかりは時間が経たないとわからないことだと思うんです。なにしろ、私自身も、今、そのプロセスの真っ只中にいると思います。これからまた変わってくるかもしれないし、ずっと歩み続けるんだろうなと思います。そうしながらも、やはり大事なのはプロセスなんだと言いつづけるような気がしています。

藁をもつかむ思いで病院に足を運ぶ、グループに足を運ぶ、誰かに自分の思いを伝える。そのときのことを考えると、「これから時間をかけて考えましょう」というのは、本人にとってみたら、ものすごく落胆させてしまうことかもしれませんが……。

渡邉：僕の場合のプロセスというのは、森田療法とも関係があります。先ほどもうつ病の治療という話が出ましたが、森田療法でのうつ病治療というのは、本来のうつ病ではなく、そのうつ病をめぐって周りがつくり出してしまう悪循環に着目します。うつ病の人を無理に励ましてしまう。たとえば、「もっとしっかりしなさい」という。その言葉自体が、またうつ病を増悪させてしまうという悪循環のプロセスがあるのですが、それに気づくことが大事だということなんです。だから、それに気づかないとご本人もそうだし、ご両親などもみんな混乱してしまう。それにまず気づくということだと思います。

摂食障害も同じではないかと思うのです。摂食障害という状態に対して、「何でこんなになったんだ」「何でなんで」というような感じになってしまったり、あるいは「無理にでも治さないといけない」と思ったりする、そういったかかわり自体が悪循環を生み出してしまう。ますます本人を孤立させてしまうし、症状も悪化させてしまうという。そういうことから、その悪循環にとにかく気づくということが大事。本人もそうだし、家族もそうだし、治療者もそうですが、まず気づいて、そして立て直しをする、そういうことが大事なのかなと思います。

これは野村さんも指摘されていることですが、親が今まで自分は働いていたけれども、じゃあ、働くのをやめて娘にかかりきりになろうとかいうことはかえって逆効果になっているわけです。そうではなくて、お母さんはお母さんの人生があるわけだから、お母さんの人生をもっと考えていくとか、少し程よい距離といいますか、そういうようなものを求めていくことが大事だということです。

野村：だから、グループなり、医療機関なり、何らかに継続して通う、そのことがある種のプロセスというものに気づくためにはすごく重要だと思います。それによって「あなたは、粘り強く頑張りました。だから、結果的にそういうことに気づけたんですよ」みたいな意味づけができると思うのです。

ただ、みんながみんな意味づけができなくてもいいのではないか。1回性の出会いがあってもいい。だから、私のような立場のものが「プロセスが重要だよ」と言ってしまうと、「あなたはそれができる人だから特別なケースね」と言われ、あまり一般化できるような話ではないのかもと思い、最近発言に気をつけているんです。

渡邉：今、頑張るという話が出てきましたが、これもやはりうつ病と同じで、摂食障害にかんしてもやはり頑張らないほうがいいんじゃないかなと思います。頑張るのではなくて、むしろ、これは、村田さんの特別手記にも書かれていますが、「私たちには力がある」と。生きる力というのを引き出していくことが大事なので、それはむしろああしなさい、こうしなさいということで引き出されるわけではなくて、やはり一人ひとりがむしろ頑張らないでいるうちにおのずとわかってくる。そういうものじゃないかなというふうに思うのです。そういうものを一緒に寄り添って、一緒にみつけていくということかなと、そのように思います。

掛川：当事者の方に「プロセスが大事なんだよ」ということを、どのように伝えておられるのでしょうか。自助グループだったり、家族会だったりに、継続して通うということ自体もなかなか難しいことなのかなと思ったりするのですが……。通ってもらうために、また「プロセスが大事なんだよ」と伝えるために、何か気をつけていらっしゃることがあれば教えてください。

渡邉：当事者の人や家族の人たちの「もうこの病気はこのままどんどん悪くなってしまうんじゃないか」とか、「もうどうしようもないんじゃないか」というような最初のとらえ方、それに対してそうではないんですよと伝えることだと思います。それは、多くの家族会にかかわっている経験者の親御さんたちから聞くことができます。「私の娘はこういうプロセスでよくなりました」とか、「今この段階にいます」とか、そういうようなことを聞いて安心できるというようなことがあります。

それから、毎回参加はしなくても、1回の参加でも「そうなんだ」と安心して帰ることができるということが大事だし、自分のなかにあるよい面に気づくとか、そういうことが大事。それは結局、今までは完全に自己否定して、今の自分はすべて醜いし、価値がないし、そんなふうに思い込んでいる自分が、そうじゃないんだと思えることが大事なんです。

一人ひとりとても大切な存在であるし、自分しかもっていないいろんな力というものがあるわけだから、みなさんそれを発見しましょう。そのために大事なのは、やはり自分を、今の自分を受け入れてあげるということじゃないかなという話をするわけです。そのことが頭に残っていて、そういう会には1回しか参加しないけれども、自分自身をみつめ直す、そういうきっかけが得られればそれでいいかなと。

現に、1年、2年も来なかった人がまた来ているとか、今、自分はこう思っているとか、昔はすべて自己否定だったけれども、今は今の自分でいいんだと思うようになったし、そして他人と比較して自分は落ちこぼれだとか思っていたけれども、今、自分が置かれている職場で自分なりに自分を生かすことができている、そんな報告をしてくれることがあるので、それはそれでとてもみんなの励みになるし、とてもうれしいことだと思います。そういう変化、それがプロセスかなと、思います。

掛川：あくまで、先生にはお医者さんの立場というのがあると思うのですが、治療をしてそれができるようになるのだというような前提ではなくて、「プロセスが大事」ということに気づいてもらう。そして、回復へとつながる場はここにあるんだよ、あなたたちが頼るところはここにあるんだよというようなことで、その場を提供していくというのを大事にされているということですね。

渡邉：そうですね。

野村：私は、先生も言われた1回性の出会いの重要性にくわえて、選択肢の多様性というか、「ここが絶対じゃないんだ」ということを常に言っています。だから、グループに合う人もいるだろうし、嫌だと思う人もいるだろう。また、嫌だと思う気持ちは決してマイナスの感情ではなく、素直にそれが感じられるのはとても大切なことだろうと思います。そういう意味でも「自助グループ万歳」とならないようにと心がけています。これはグループに限らず何でもそうだと思うのですが……。摂食障害のサポート体制は、選択肢がただでさえ少ないという現状があります。いいとか悪いとか、それは、まずちょっと横にどけた状態で、選択肢が1つでも増えていくといいなというのが、私の願いでもあります。

○立場を超えて連携することの意味

掛川：さきほど、渡邉先生の話のなかで、立場を超えた者同士の連携というお話がありましたが、そもそも連携は可能なのでしょうか。可能だとして、何ができるのかというところを、深めていければと思います。

渡邉：その点、村田いづ実さんなんかは、すごく貴重なことを言ってるんじゃないかなと思います。今、各地にいろいろな自助グループとか家族会ができているのですが、まだそれが点になってる。点の活動だけに終わってる。そのつながりをつくっていきたい。しかも、当事者だけじゃなくって専門家ともつなげていきたい。精神科医とか、心療内科医とか、臨床心理士とか、栄養士とか、養護の先生とかですね。そういう人たちとのつながりをつくっていって、そういう場づくりというか面としての場づくり。そこで安心して生活できる場づくり。そこに行けば、いつでも誰かいて相談できるとか、そういった安心感がまず大事かなと、そんなふうに思うんですね。安心できる人が近場にいる、そういうつながりをつくっていく。そういうことが、今求められていることなのかなと思うんですが、どうでしょうか。

野村：はい。この本のタイトルもそうなんですが、つながっていくというのはとても大切で、立場を超えた人たちの連携っていうのが大事なのは、私もそれができたらどんなに素晴らしいだろうと思って、いろいろさせてもらってきたのですが……。

現実問題として、難しいなというのが、今、正直なところです。まだ迷ってる部分もあります。互い

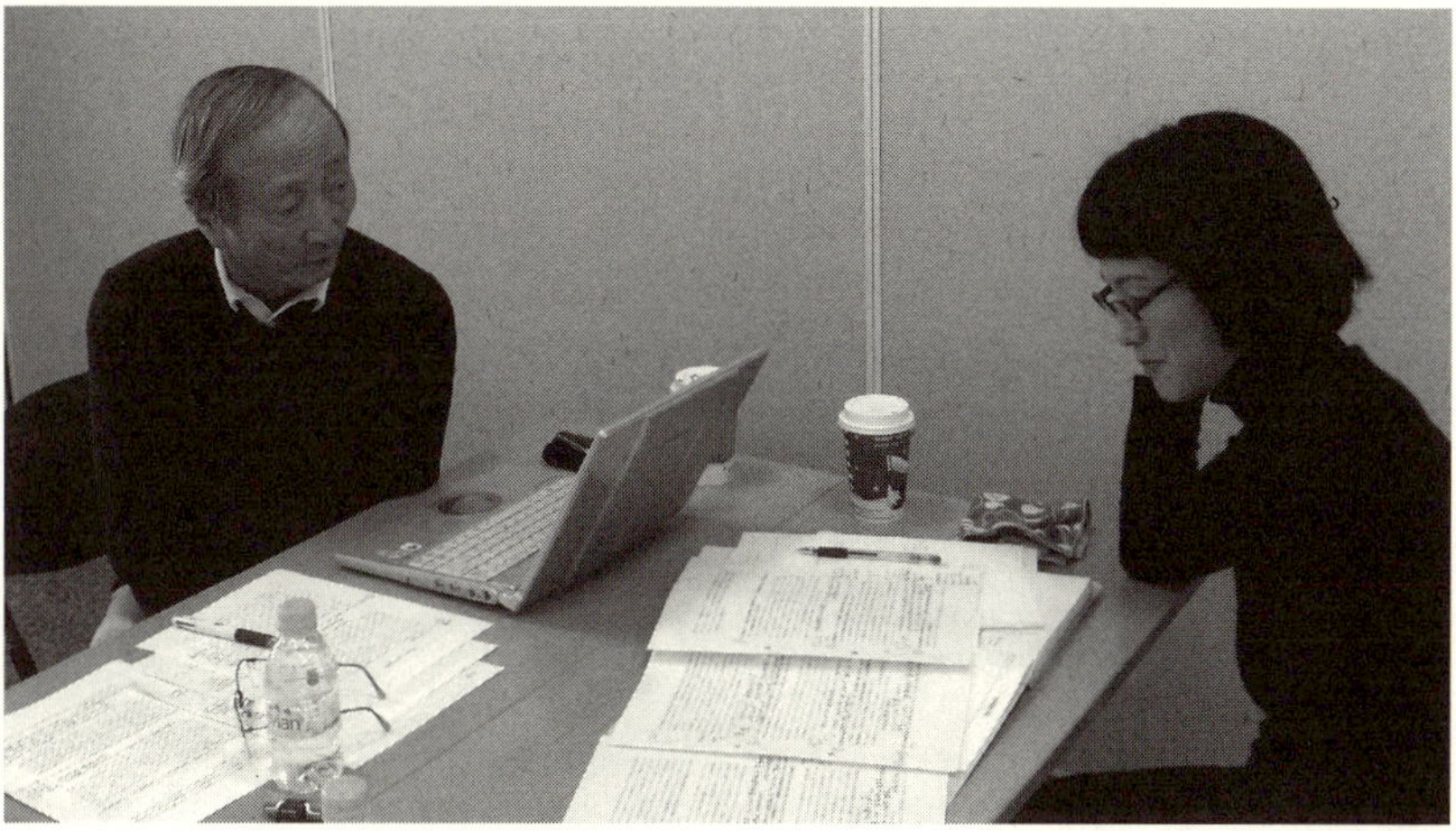

の立場を侵さずに、どうやって手をつなぐことができるんだろうか。「手をつなぎましょう」って誰か呼びかけ人がいる。とすると、必ず呼びかけ人の色が出てしまう。やがて、必然的に権力構造が生まれる。さらに、強い手のつなぎ方、弱い手のつなぎ方があると思うのですが、どんなに弱い手のつなぎ方であっても、つなげない手はあるわけで……。こぼれ落ちたものに対するケアを考えたうえで動かないと、「手をつなぎましょう」という理想を掲げるだけでは難しいなっていうのを、自己反省を込めて、しみじみ感じています。だから、ピュアなものはピュアなまんまで残しておいても許されるような考えもあっていいのじゃないかなとも思ったりはしてるんですけど(笑)。ちょっと、まだ、うまく言えないな。

渡邉：うん。まだまだ……。そうですね……。そういう精神科の分野でも、摂食障害そのものに対する知識をもってない精神科医もまだたくさんいるし、専門的に摂食障害にかかわっている先生は少ないっていう現実があります。しかも、精神科あるいは心療内科の先生方も当事者の人とかかわるというか、当事者が研究会のなかに入ること自体を嫌ったりという方もいらっしゃる。当事者がいると話ができないとか、当事者に振り回されてしまうみたいな、そういうとらえ方をしてしまう先生も実際にいます。その辺の、やはり偏見のようなものが、まだまだ、いろんな分野であると思うんです。その偏見を取り除いていくという、そういう作業が大事なのかなって、思いますね。そのための本かな、こういう本はね。そのためのものなのかな。

掛川：今、おっしゃった偏見というのは？

野村：摂食障害の自助グループに対する批判は、いろんなところで言われています。「当事者ばっかりが集まったら、どういう方向へ行くか、わからない。そこには専門家のファシリテートが必要だ」と。これは多分、摂食障害に限らないと思いますけれども。でも、もっと積極的な意味を見ていく必要があると思います。先生の家族会で見出されているようなプラスの機能や、全国各地で展開されているさまざまなグループのエネルギッシュさをもっと打ち出していけば、多分そういう偏見とかそういう環境も、もうちょっと変わってくるのかもしれないなと。たぶん、現状を知らない人ほど、やいのやいの言ってしまうと思うので、そういう人は、一度、グループに参加されると良いのではないかと思います。

渡邉：でも、その偏見というのは、やっぱり、私たちの会にまったくないということではなくって、一人ひとりが、ときに偏見をもってしまう。それを、やはり「これが偏見だったのかな」って気づく場としての家族会なのかなって、そのようにも思うんですよね。

だから、そのことって、親に対しても同じだよ。親に対しても、何か「親はいつも私の邪魔ばかりする」とかね「いつも干渉ばっかりする」ってとらえてしまっているけれども「やっぱり、お母さんは一生懸命自分のこと考えてくれてるんだな」とかね、そういうことに気づくとか。だから、そういうことは始終私たちの心の中に浮かんでくるものだととらえてもいいのかなって思うんですね。それは当然起こってくることだし。当事者も偏見をもつこともあると思うし、お医者さんなんかにはもう信用しない方がいいっていうようなこともあるし。実際そういう体験があって、考えてしまう。お医者さんを排除してしまうことも出てくるわけですけれども。やはり、そういうように壁を作ってしまうこと自体が、つながりを阻んでしまうことになってしまうので、その辺を、変えていくにはお互いに情報交換するってことなのかなと。対等の立場で情報交換することが大事なのかな、そう思いますね。

○グループに参加できない人へ

掛川：さて、自助グループや家族会に参加できる人というのは、ある意味偏りがあるのではと指摘されているかと思います。自助グループだとか家族会だとかに参加できない人へのメッセージ、また参加する前の段階の人、自分の問題に気づく前の段階の人、さらに会やグループを卒業した人たちへのメッセージがあれば、お聞かせください。

野村：はい。これも、ちょっとさきほどのことと関係するのですが、決してその会に来るのが絶対ではないし、来ないから駄目っていうわけではないのです。時期待ちかな。それは強く伝えていきたいです。

摂食障害が増えてるということが本当であれば、おそらく摂食障害から回復してる人も増えてるはずだと思います。回復をどう定義するかによりますけれど、元気になってる人の声って、一番聞きたい声なのかもしれないけれども、そんなに届けられることがありません。いざ元気になった人は、自分がしんどいときのことを思い出して、何かものを言うのは、ちょっと控えめな感じというか、ちょっと気が引けるというか、遠慮されてるような感じがします。もし、それを伝えるすべやお力をおもちであれば、ぜひぜひ伝えていってほしいなというのを、すごく思います。

グループや会は、たいていの人が卒業されていくのですが、卒業されたからといってもう絶対来ちゃいけない場所では決してないので、遠慮せずに遊びに来てください。

渡邉：そうですね。元気になった人の体験、どういうプロセスで元気になられたのかという情報が、今悩んでいる人にとって一番聞きたいことではないかと思います。そういう情報を提供してもらえると、すごく支えになるわけなんですよね。

だから、今、私の家族会の事務局をしているお母さんたちの娘さんたちなんかも大かた元気でさまざまに過ごしてらっしゃる。もちろん、時々過食があったりとかはあるのですけれども、そういう人たちが、もっとご自分の体験を話してくれるといいのかなって思いますね。それが、元気になるといろいろやることも増えてくるので、なかなかそういう場にも来なくなったりもするわけですが……。でも何かそういうメッセージをもらえるといいのかなって思いますね。

あとは、元気がない人で、なかなかそういう会に参加しない人たちもたくさんいると思うんですが、そういう人たちには、やはりこういうような本を手にして、元気にならなくても、何か考え直すきっかけをつくってもらえればと思います。

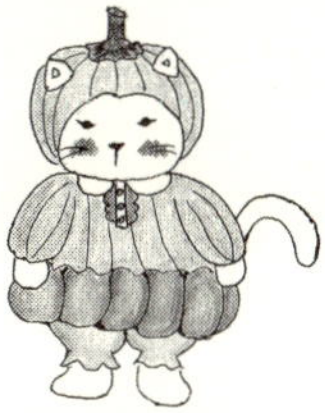

○メディアへの要望

掛川：では、またここで少し話は変わるのですが、摂食障害を報道するメディアに対して、この問題を、どのように受け止めてどのように報道すべきだと考えられているのか、ということについてお話しいただければと思います。

渡邉：まず正直なところ、まだまだ興味本位なところを脱していないかな。メディアも摂食障害というところから、本人が抱えている今の現代社会の状況とか、そこにも目を向けて、メディアも協力してその問題を解決していく、そういう視点で報道してはいないので、その辺が残念だなとは思います。

私たちのところにも実際に取材に来たある有名なメディアの人がいるわけです。最初に依頼を受けたときに、摂食障害、そういう現象をご自分自身がどう受け止めて、どう考えて何をしようとしてるのかを考えてほしいと伝えたんですが、会に1回参加して、ただ単に一生懸命メモを取って、帰っていきました。その後は何の連絡もありません。そういうようなかかわりかたの取材はちょっと困るなと思っています。

野村：はい。私も、これまで受けてきたりお断りしたりという経験から、先生のお話にはすごく同感です。「あなたのお知り合いで、一番太い時の写真と一番細い時の写真を提供してくださる方は、いらっしゃらないでしょうか？」みたいな依頼を受けたことがありますし、そういうケースは言い出したらきりがありません。

ただ、一つ積極的な意味で、メディアのプラスの効果を感じた出来事がありました。本文中にも書かせていただきましたが、フィギュアスケートの鈴木明子さんの話です。先ほどから出ている言葉で、「偏見」をなくすための大きな役割をメディアは担ってるな、っていうのをすごく感じました。メディアは、それだけ、大衆を動かしてしまうものなので、これからの役割に期待するというか、ある意味大きな予防的な効果も持っているはずなので、その機能を果たしていただけるとありがたいなと、大変願っていることです。

○これからの摂食障害支援

掛川：お二方ともいろいろな思いで、この問題にとりくまれてると思うのですが、これから、摂食障害と向き合うために、どのような社会をつくっていきたいのか、あるいはどのような支援体制が整えばよいのか、この点についてお考えをお聞かせください。

渡邉：僕は、これは摂食障害に限らないと思うですけれども、やはり今の世の中自体が、非常に人と人とのつながりが希薄になっている、そういう社会なので、そこから摂食障害という現象も出てきているんじゃないかと思うんです。だから、やはり人と人とのつながりを回復していく、そういう働きかけが求められてるのかなと思います。

そのつながりというのは、一つは自分とのつながりなんですね。自分自身が一体、どういう存在で、一体どういうふうに自分の人生を築いたらいいのかとか、自分とは何なのかというか、そういう問いかけは、これは摂食障害だからこそっていうか、摂食障害になって初めてそういったことが感じ取れるっていうこともあるかもしれない。だからそういう意味では、摂食障害そのものが、自分自身を見つめ直す、とてもいい機会でもあると思います。だから、決して摂食障害はすべてネガティブではないっていうか、自分自身とのつながりっていうものを問い直してくれる、そういうきっかけをつくってくれる、そういうことではないかなと思います。

それから、もう一つは社会とのつながり。そのなかでもとくにお友だちとのつながりのなかで、いろいろ悩むこともあると思います。あと、家族、職場、地域、自然とのつながりですね。

さらに、何か偶然の出会いとかその個人を越えた力っていうのもあるのかなとは思います。何か、こう、思いがけない出会いのなかで、とても貴重な言葉に気づいたとかいうような、そういうことだと思う。スピリチュアルって言ってもいいかもしれませんけれどね。そういうようなつながりを回復していく。それをつくり出していくということが、今の摂食障害だけじゃなくって、今の社会を変えていく、とても大事なことかな、って思っています。

そういう視点を全面に押し出すということで、摂食障害治療センターというものを構想しています。プロセスが大事、そうはいっても今すぐに何とかしてくれないと困るときはあります。何かイライラを抑えたい、薬が欲しいとか。やはり近場に医療機関があるということが大事なので、その医療機関と家族会をつなげたいと考えています。そこに行けば何かいろいろな情報も得られるし、そこで安心して過ごせる。1日中そこで過ごしてもいいというような、そういう場所をつくりたいと考えているんです。近くに、治療もできる、相談できる医者がいるとか、あるいは臨床心理士もいるとか、そういうようなセンターをやはりつくりたいと思っています。

今、摂食障害学会も国に働きかけて、摂食障害治療センターを作ってくださいと要求しているんですが、ただ、それはどちらかというと、治療者中心になってしまう可能性もあります。

私がイメージしている治療センターは、むしろ基本になっているのは家族会ですね。センターのなかの一部屋でこういう家族会も行われる。そしてそこに、隣には病院とかクリニックの先生方とかコメディカルも参加して、それぞれが摂食障害への理解を深めて、一人ひとりが何ができるかを考えるものです。

とくに、家族会を行う場所には、絶えず家族会のメンバーのうちの一人が常駐して、新しく来た人たちに対応します。そこに摂食障害にかかわる人たちが書いた記事とかアートの作品などが展示されている。そこに行けば、何か自分自身のことが理解できて、ほかの当事者とか家族からの話が聴くことができる。そのような場所を一日中開放しておく。必要に応じて外来にも来てもらう。そのために、隣に外来があって、そこで相談できる。そういう「安心して立ち寄れる場」というようなものをイメージしています。なかには入院が必要になる人もいますので病棟も必要かな。で、そこでは明確な治療プログラムを用意して、ひとつのチームを作って、その治療チームで絶えず、相談しながら対応をし、新たなプログラムを作る、いうことですね。

当事者ごとでどんな治療が有効なのかは、認知行動療法の場合もあるでしょうし、森田療法の場合もあるでしょうし、芸術療法になる場合もあるでしょう。いろいろな方面から一人ひとりの特性を検討しながら決めていこうという、そういうものが私の理想とする治療センターなわけです。

野村：できるプロセスがおもしろそうですね。ものすごくお金がかかりそうですが……（笑）。
渡邉：（笑）。ぜひね、作りたいですね。だから、こういう本に賛同して協力してくれる人が現れるといいですね（笑）。
掛川：野村さんは？
野村：私は、夢っていうか……。さっきの、つながりっていうのも関連して、いろいろな立場の人と出会えたっていうのが、私は一番大きな貴重な財産だと思ってます。つながりができた人たちと、ほかにも「しょっぷ」を作れるといいな、そんなことを思ってます。一つは「にわとりしょっぷ」っていうので摂食障害を正面切って研究している人たち、そんな研究者グループみたいなのをやってみる。
渡邉：ふーん。
野村：で、もう一つ「ぴよこしょっぷ」っていうのがあって。これまで摂食障害を経験して来られた人が、次の若い世代へつないでいくために「予防」っていう視点を入れながら、メッセージを運ぶような活動が「ぴよこしょっぷ」。
さらにもう一つ「おおかみしょっぷ」っていうのがあります。「かなりあしょっぷ」の「かなりあ」は「現代社会の生きづらさをいち早くキャッチする能力がある繊細なかなりあちゃんだよ」って言ってきましたけど、結構みんな繊細どころか、だんだん図太くなってきてかなりあでは納まりきれなくなっている「おおかみさん」がいっぱいいるんです。そういう「おおかみさん」たちを集めて何かできないかな、と思ったりしています。
「かなりあしょっぷ」と「にわとりしょっぷ」と「ぴよこしょっぷ」と「おおかみしょっぷ」を集め

て新たなムーブメントが起こせたらいいのですが。そこでの大きなテーマは次の世代へわれわれの経験をどのように生かしていくのか、生かすというとちょっとおこがましいですが、大きな意味での予防活動みたいになっていくといいなとは思っています。

ただ、それは私主導で進めるのではなくて、いろんな声、いろんな立場の人たちの意見を採り入れると勝手に動いていくような気がします。だから、もう動いているのかもしれません。それこそ、うまく、いろんなものと手をつないでいけたらいいなとは思っているのですが……。

掛川：にわとりとか、ひよこはどういう意味があるのですか。

野村：別に意味はないです（笑）。

渡邉：（笑）。

掛川：（笑）。

○あらためて摂食障害とは

掛川：では、最後に、今回のお話、さらに第Ⅰ部、第Ⅱ部の原稿をふまえて、今あらためて考える「摂食障害というのはどういうものなのか」ということを、まとめを含めてお二方におうかがいできればと思います。

渡邉：僕の場合は、東日本大震災に直面して今まで気づかなかったものに気づかされたというのがあります。それは、まさしく人とのつながりの大切さということだと思います。私自身、この震災のあと、

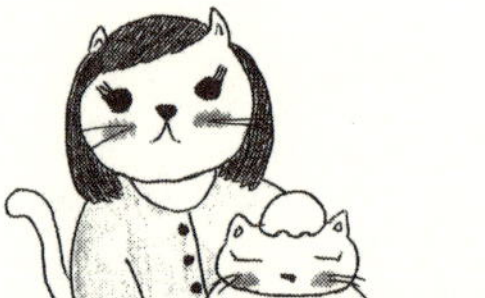

日本だけじゃなくて、やっぱり外国からも何か思いがけない手紙が来たりとかね。もう10年、20年会っていない人から手紙が来て、「大丈夫か」とかですね、そういう声がありました。ですから、そういう「ああ。こんなつながりがあったんだ」という、そんなことに気づかされたりもしましたし。

あとは本当に多くの命が失われてしまったわけですけれど、そのなかで、やはり人とのつながりが、いかに大切かということに気づかされたことがあります。これからの社会を考えていく場合も、そういう視点が大事だし、今まで以上に、そういう人とのつながりを大切にしたり、感謝したりしていかなきゃいけないかなって。

そういう今の社会の問題にいち早く気づいて警鐘を鳴らしているのが摂食障害の人たちじゃないかな、そんなふうにも思ったりしています。だから、摂食障害という切り口から、今までの人とのつながり、親子のつながり、友だちとのつながり、社会、あるいは自分とのつながり、自然とのつながりなどを、とらえ直していく、そういうことができていくのではないかな、と思うし、治療的な視点としても、やっぱりそういうところを考えながら患者さんとかかわっていくことが大事なのかな、と改めて思いました。

野村：何か、もう私が言うことは何にもないくらいですね（笑）。

渡邉：いやいや。

野村：先生もおっしゃっているように、人とのつながりって、とてもミクロなようでいて、実はマクロな変化を起こさせる力があるのではないかと。私のようなひとりの人間がお会いした「かなりあ」の人たちでも、本当にたくさんの人がいらっしゃるし。人対人だけの話でなくて、社会、あるいは環境、自然、そういうマクロなものを、いつの間にか考えざるを得ないような人と人とのつながり、それが、確実に動いてることを体感させてもらっています。

社会を変えるなんて言うと、何かすごく、大きなことをしなきゃいけない、社会なんていうのは私たちとはほど遠いものだ、そんな考えかたがあるかもしれないけれども、実際、私たちが動いているという事実は、まさにその社会の一員として、存在しているということの大きな証、そんなふうに感じさせてもらってます。

ただ、摂食障害そのものは、やっぱり、なけりゃない方がいいと思ってますし、予防できるものなら予防したいと思っていますので、私ができることは、これからも何らかのかたちで続けていきたいなとは思っています。

だから、この本を手に取ってくださる人には、自分の力、自分を超えた力、そんなものを信じてほしいな。きっとどこかに、偶然のつながり、必然のつながりっていうものが生まれるだろうから、それを信じてほしいな、そんなことなどをしみじみ思ったりしています。

掛川：本日は長時間にわたり、お付き合いいただきましてありがとうございました。

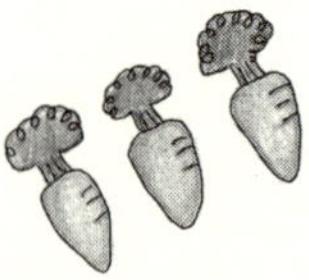

（2011年11月23日キャンパスプラザ京都にて収録）

あとがき

本書は、「家族にとってわかりやすく、しかも偏見なく読むことができ、日頃当事者と接するうえで大事なことが書いてある本」という渡邉先生からもらった課題に答えた「つながり本」です。

ところが、私にとって本書は、一度構築したものを解体していくプロセスを描くものになりました。つくりあげるプロセスを描くことは、とても楽しく、なんとなくゴールが見える喜びが待っています。しかし、その逆は、よくわかりません。私は山登りが好きです。もともとは、頂上に向かってただひたすら突き進むことが好きでしたが、いつのころからか、途中で休憩することを覚えました。しかし、下山の仕方についてはまだ多くを知りません。下山は登山よりも危険をともなうといいます。それを教えてくれたのが、本書を通じて出会った人たちなのかなと思います。

本書の執筆過程では、多くの方にお世話になりました。福井大学産学官連携本部在職中には、吉長重樹先生、高島正之先生をはじめ、事務スタッフのみなさんに、どれほど支えられたことでしょう。工学を専門とされている先生方にもかかわらず（だからこそ）、右も左もわからぬ畑違いの私の話を懸命に聞き入ってくださいました。また、「あかりプロジェクト」「食行動異常研究会」「かなりあしょっぷ」をはじめ、本書に登場してくださった親御さん、当事者の方、全国各地にある家族会や自助グループに参加されているみなさんには、私の立場を理解していただき、どんなときもあたたかく迎えていただいたことに感謝します。私が摂食障害一筋でいられるのは、その方たちの支えがあってのことです。さらには、大学院生の折からお世話になっている現代社会学研究会では、本書の構想を発表させていただきました。明けても暮れても摂食障害の話しかできない私に、先生方はいつも鋭く爽やかな指摘をくださっています。本書の草稿に目を通し、貴重なコメントをいただいた京都大学医学部の小村富美子さん、早稲田大学文化構想学部の磯野真穂さん、ありがとうございました。両名からいただいた課題は、私がこれから向き合っていく研究テーマになるだろうと身が引き締まる思いでいます。

渡邉先生が私に「一緒に本を書かないか」と声をかけてくださったのが、2010年初めでした。そのとき、私は先生とそれほど親しいというわけではありませんでした。だからでしょうか。どこかで「私は試されているのではないか」と勝手に思い込み、本づくりにとりかかりました。その間も、何回かお会いしましたが、私たちは特に摂食障害をテーマにした話し合いをとことんしたわけではなく、むしろ自然を鑑賞したり、生活面でのありのままを話しあいました。日常性の大切さを確認しあうような「つながり」でした。「こんなのでいいのかなぁ」。たぶん、こんなのでよかったんだと思います。摂食障害一筋の私に、先生は、何かを教えてくださったんでしょう。そしてたぶん、これからも「これぐらいのつながり」が続いていくのでしょう。

もうひとりの共著者、本書にお茶目でおしゃれなイラストを寄せてくださった赤笹玉藻さん、いつもありがとうございます。忙しいキャリアママは、本書のために時間をやりくりし、元気の源をたくさん届けてくださいました。

そして、法律文化社の掛川直之さんには、私からの長いながい脅迫状のようなラブレターを受け取っていただけたこと、また、「産みの苦しみを共有させてください」とおっしゃっていただけたこと、本当に感謝します。

「これからもどんどん変わっていくかもしれませんね。本というのは、人間の変化の一断面を表しているにすぎないのかもしれません」。渡邉先生からいただいた言葉です。この言葉をしばらく胸にしまい、またいつか、ここから築いていくプロセスをお届けできたらよいなと思います。それまで、みなさん、どうぞお元気で！

2012年9月1日

野村 佳絵子

以上が『つなぐ・つながる摂食障害』の内容になりました。この本を契機にわたしたちは摂食障害について専門家あるいは当事者の立場から意見交換を重ね、互いの気持ちを伝え合うことができたように思います。また本書を手掛かりにして、これまでに摂食障害に悩み、孤立し、どのように対処したらよいのかわからずに途方に暮れてしまった当事者や家族にひとつの方向性を示し、一緒に解決の道を歩むことができるのではないかと考えています。

本書の出版の背景には、これまで家族会(食行動異常研究会)を支えてくれた世話人の末松弘行先生をはじめ、実行委員会を支えてくれた多くの人たちのつながり、そして家族会に参加してくれた当事者や家族の人たちのつながり、そして「かなりあしょっぷ」の人たちの活動があってのことと思います。

さらに本書を通じて他の家族会や摂食障害に悩む当事者や家族の人たちとの新しいつながりが生まれていくことを期待したいと思います。

そして本書の出版に理解を示し、協力してくれた法律文化社の掛川直之さんに感謝いたします。

2012年9月9日

渡邉　直樹

参考文献

あかりプロジェクト、２０１０、『摂食障害を語ろう――本人と医者との対話』あかりプロジェクト。

浅野千恵、１９９６、『女はなぜやせようとするのか――摂食障害とジェンダー』勁草書房。

Bandura, Albert, 1977, Social Learning Theory, New Jersey: Prentice-Hall.（＝１９７９、原野広太郎監訳『社会的学習論』金子書房。）

鄭暎惠、１９９６、「アイデンティティを超えて」井上俊・上野千鶴子・大澤真幸・見田宗介・吉見俊哉編『差別と共生の社会学』岩波書店、１-33。

Collins, Randall, 1982, Sociological Insight: An Introduction to Non-Obvious Sociology, New York: Oxford University Press.（＝１９９２、井上俊・磯辺卓三訳『脱常識の社会学――社会の読み方入門』岩波書店。）

土井隆義、２００８、『友だち地獄――「空気を読む」世代のサバイバル』筑摩書房。

Garner, David M. and Paul E. Garfinkel eds., 1997, Handbook of Treatment for Eating Disorders, Second Edition, London: Guilford Press.（＝２００４、小牧元監訳『摂食障害治療ハンドブック』金剛出版。）

Gartner, Alan and Frank Riessman, 1977, Self-Help in the Human Services, San Francisco: Jossey-Bass Publishers.（＝１９８５、久保紘章監訳『セルフ・ヘルプ・グループの理論と実際――人間としての自立と連帯へのアプローチ』川島書店。）

Granovetter, Mark S., 1973, "The Strength of Weak Ties," American Journal of Sociology, 78: 1360-1380.（＝２００６、大岡栄美訳「弱い紐帯の強さ」野沢慎司編・監訳『リーディングス　ネットワーク論――家族・

コミュニティ・社会関係資本』勁草書房、123－158。）

Herman, Judith Lewis, 1992, Trauma and Recovery, 2nd Edition, New York: Basic Books.（＝1999、中井久夫訳『心的外傷と回復〈増補版〉』みすず書房。）

今田高俊、2002、「家族と世代から見た公共性」佐々木毅・金泰昌編『中間集団が開く公共性』東京大学出版会、111－168。

生野照子・切池信夫編、2010、「〈特集〉摂食障害」『こころのりんしょうa・la・carte』29(3)、星和書店。

井上俊、1977、『遊びの社会学』世界思想社。

石川准・長瀬修編、1999、『障害学への招待——社会、文化、ディスアビリティ』明石書店。

石川俊男・鈴木健二・鈴木裕也・中井義勝・西園文編、2005、『摂食障害の診断と治療　ガイドライン2005　パンフレット／附録』マイライフ社。

磯野真穂、2010、「医療の語らなかった摂食障害——摂食障害の食の文化人類学的探求」博士論文（早稲田大学）。

伊藤順一郎編、2005、『家族で支える摂食障害——原因探しよりも回復の工夫を』保健同人社。

亀山佳明、1990、『子どもの嘘と秘密』筑摩書房。

片桐雅隆、2005、「物語る私」井上俊・船津衛編『自己と他者の社会学』有斐閣、79－95。

加藤まどか、2004、『拒食と過食の社会学——交差する現代社会の規範』岩波書店。

Katz, Alfred H., 1993, Self-Help in America: A Social Movement Perspective, New York: Twayne Publishers.（＝1997、久保紘章監訳『セルフヘルプ・グループ』岩崎学術出版社。）

香山雪彦、2007、『食を拒む・食に溺れる心——不安という時代の空気の中で』思想の科学社。

切池信夫編、2007、『新しい診断と治療のABC 47／精神 4 摂食障害』最新医学社。

Kleinman, Sherryl and Martha A. Copp, 1993, Emotions and Fieldwork, Newbury Park: Sage Publications.

前川浩子、2007、「女性の摂食障害および「体重や体型へのこだわり」に関する個人差の多面的検討」博士論文（慶応義塾大学）。

三井知代、2007、「女子大学生を対象とした摂食障害予防的介入――介入プログラムの開発とその効果の検討」博士論文（神戸女学院大学）。

宮地尚子、2007、『環状島＝トラウマの地政学』みすず書房。

中村英代、2011、『摂食障害の語り――〈回復〉の臨床社会学』新曜社。

中西正司・上野千鶴子、2003、『当事者主権』岩波書店。

日本犯罪社会学会編（責任編集：津富宏）、2011、『犯罪者の立ち直りと犯罪者処遇のパラダイムシフト』現代人文社。

日本摂食障害学会監修、2012、『摂食障害治療ガイドライン』医学書院。

野口裕二編、2009、『ナラティヴ・アプローチ』勁草書房。

野村佳絵子、2008、『かなりあしょっぷへ、ようこそ！――摂食障害がくれた宝物たち』筒井書房。

大河原昌夫、2004、『家族への希望と哀しみ――摂食障害とアルコール依存症の経験』思想の科学社。

末松弘之・渡邉直樹編、2009、『チーム医療としての摂食障害診療――新たな連携を求めて』診断と治療社。

上野千鶴子編、2005、『脱アイデンティティ』勁草書房。

■著者紹介

野村 佳絵子（のむらかえこ）

1974年、滋賀県生まれ．龍谷大学大学院社会学研究科博士後期課程修了（社会学博士）．専門社会調査士．専攻は、臨床社会学、社会統計学．龍谷大学助手、福井大学博士研究員を経て、現在、京都橘大学等で非常勤講師．
2001年に摂食障害の自助グループ「かなりあしょっぷ」を立ち上げ、2002年から「日本摂食障害ネットワーク」にたずさわる．また、2004年より米国“Academy for Eating Disorders”内の委員会メンバーとなり、現在は国内外の研究者や実践家たちとともに、予防・啓発活動を行っている．趣味は旅．
〔主　著〕
『かなりあしょっぷへ、ようこそ！――摂食障害がくれた宝物たち』（筒井書店、2008年）
『数学嫌いのための社会統計学』（法律文化社、2010年／分担執筆）
『薬物政策への新たな提言――ドラック・コートを越えて』（日本評論社、近刊／分担執筆）

渡邉 直樹（わたなべなおき）

1943年、東京都生まれ．弘前大学医学部卒業（医学博士）．聖マリアンナ医科大学精神療法センター助教授として定年退職後、青森県立精神保健福祉センター所長、関西国際大学人間科学部教授を経て、現在、浅田病院に勤務．聖マリアンナ医科大学客員教授．
2001年より、食行動異常研究会part-Ⅱ 実行委員長に就任（代表は末松弘行氏）．現在年2回の定例会の他に、月1回の家族会を主宰している．趣味はラグビー．その他自殺予防活動にもかかわっている．
〔主　著〕
『バウムテスト』（川島書店、2002年／翻訳）
『自殺は予防できる』（すぴか書房、2005年／編著）
『チーム医療としての摂食障害診療』（診断と治療社、2009年／編著）
『青春期精神医学』（診断と治療社、2010年／編著）

Horitsu Bunka Sha

つなぐ・つながる摂食障害
──当事者、家族、そしてあなたのために

2012年11月30日　初版第1刷発行

著　者　野村佳絵子《のむらかえこ》・渡邉直樹《わたなべなおき》

発行者　田　靡　純　子

発行所　株式会社 法律文化社

〒603-8053
京都市北区上賀茂岩ヶ垣内町71
電話 075(791)7131　FAX 075(721)8400
http://www.hou-bun.com/

＊乱丁など不良本がありましたら、ご連絡ください。
お取り替えいたします。

印刷：中村印刷㈱／製本：藤原製本㈱
装幀：仁井谷伴子／挿絵：赤祚玉藻

ISBN978-4-589-03435-9